放っておくと怖い
小児の メタボリックシンドローム

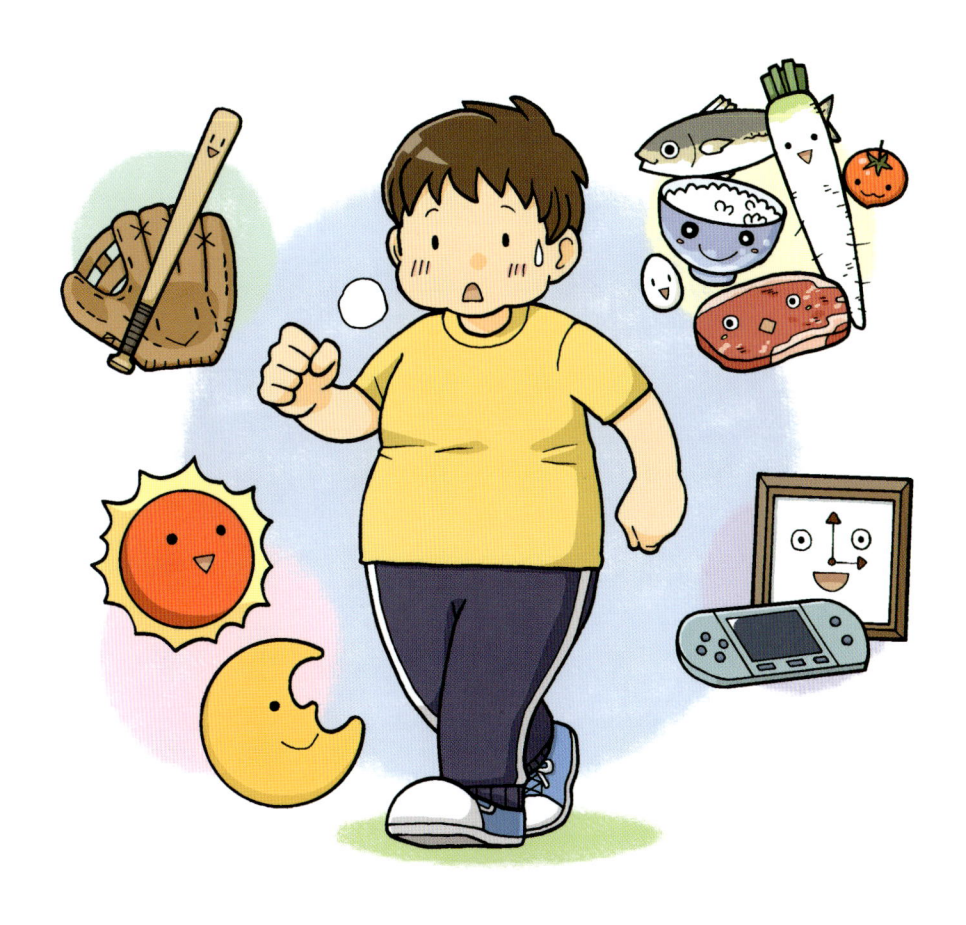

少年写真新聞社

もくじ

まえがき

第1章　小児肥満・メタボリックシンドローム ── 5

   1　子どもの肥満が世界的問題に ── 6
   2　肥満の原因 ── 7
   3　肥満になるとどうなるの？ ── 9
   4　小児メタボリックシンドローム ── 12

【コラム】誤った「やせ願望」は危険！　14

第2章　こんなに怖い小児メタボリックシンドローム ── 15

   1　内臓脂肪はこんなに怖い ── 16
   2　コレステロールって何？ ── 18
   3　血圧が上がるとどうなるの？ ── 21
   4　血糖値が高いとどうなるの？ ── 23
   5　放っておくと危険な小児肥満 ── 25

【コラム】「小さく生んで大きく育てる」はメタボのもと？　26

第3章　食生活を見直そう ── 27

   1　摂取するエネルギー量を調節する ── 28
   2　栄養バランス・栄養素を見直そう ── 30
   3　食環境を見直そう ── 32
   4　食生活の改善を行う際の注意点 ── 37

【コラム】リバウンドはどうして起こるの？　38

もくじ

第4章　運動習慣を見直そう ───── 39
　1　運動を始める前に ───── 40
　2　目的意識を持つ ───── 42
　3　どんな運動をすればよいのか ───── 43
　4　運動を行う際の注意点 ───── 47

第5章　生活習慣を改善しよう ───── 49
　1　睡眠不足とメタボリックシンドローム ───── 50
　2　朝食欠食とメタボリックシンドローム ───── 52
　3　メディアやゲームとメタボリックシンドローム ───── 54
　4　精神的サポート・受診 ───── 56

＜付録＞
　　肥満度判定曲線（女）　58
　　肥満度判定曲線（男）　59

さくいん　60
参考文献　61
あとがき　62
著者紹介　63

まえがき

　この本は、生活習慣病である肥満、そしてメタボリックシンドロームが、子どもにとって大変に重要だということをわかりやすく説明したものです。小中学生でも読める本ですが、最新の医学の進歩をふんだんに盛り込み、大人のための書物にも負けない内容になっています。
　生活習慣病の重要性とは何でしょうか。
　それは、生活習慣病が現代の大人たちにとって大敵である心筋梗塞や脳梗塞・脳出血と深く関わっていることです。これらの病気の原因として、肥満・メタボリックシンドロームは非常に重要であると考えられるようになりました。メタボリックシンドロームとは、特におなかに脂肪がたまることにより、各種の異常を伴っている状態です。最近ではこの言葉は広く知られるようになり、流行語のように使われていますが、ときに正しく理解されていないことも少なくありません。
　生活習慣病は、食事や運動など生活習慣の偏りによって生まれる病気であることから、この呼び名が使われるようになりました。生活習慣は子どものころからつくり上げられるもので、大人になってから慌てて正そうとしても遅すぎると言えます。学校の勉強を小学校、中学校と順々に積み上げていくのと同じように、年齢に応じた正しい生活習慣を維持することが、大人になったときの健康的な生活につながっていきます。
　この本では、子どものメタボリックシンドロームについて説明をし、それを正しく理解した後で、それにどう取り組むのが効果的なのかを科学的に示しています。根拠のない「体験談」や「個人的感想」などではなく、科学的根拠に基づいて説明しています。生活習慣病に対しては家族全員での取り組みが重要であり効果的と言えます。ぜひこの本を家族全員で目を通して、楽しみながらメタボリックシンドロームについて考えてみてください。健康について考えることは、未来を明るく見つめることになるでしょう。

第 1 章

小児肥満・メタボリックシンドローム

1 子どもの肥満が世界的問題に

Point

1. 生活習慣の変化による子どもの肥満が、世界的問題になっている。

子どもの肥満が世界的な問題に

　現代社会では、子どもの肥満が多くの国々で問題になっています。そのわけは肥満の子どもの数が増えているからです。アフリカなどの戦争がある国や貧しい国を除き、世界の多くの地域で肥満の子どもは多くなっています。世界中で増えているということは、ひとつの国やある家庭の事情というより、現代の文明と深く結びついていると考えられます。すなわち今の世の中で暮らしている人は、だれでも肥満の危険と接していると言えます。一部の人の問題ではなく、みんなが考えなければならないテーマです。

　肥満の原因としては遺伝的な体質と生活習慣が挙げられます。このうち、特に食事や運動などの生活習慣の変化は重要です。ストレスの多い現代社会ですが、これも肥満を起こしやすくしています。これらの原因が組み合わさって、最近の肥満の増加につながっていると言えます。

　生活習慣の基礎づくりは子どもの時期にスタートします。子どものうちに適切な生活習慣を身につけることが、その人の一生の健康につながっていくのです。

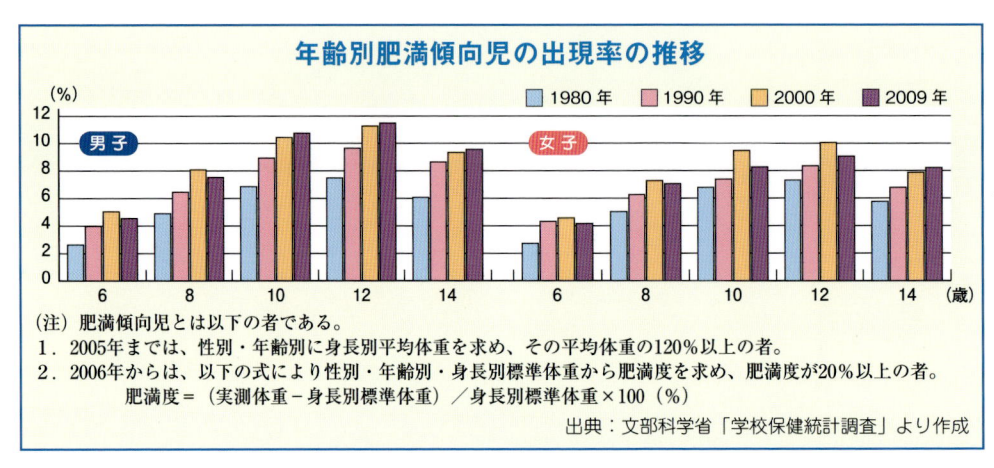

年齢別肥満傾向児の出現率の推移

(注）肥満傾向児とは以下の者である。
1. 2005年までは、性別・年齢別に身長別平均体重を求め、その平均体重の120％以上の者。
2. 2006年からは、以下の式により性別・年齢別・身長別標準体重から肥満度を求め、肥満度が20％以上の者。
　　肥満度＝（実測体重－身長別標準体重）／身長別標準体重×100（％）

出典：文部科学省「学校保健統計調査」より作成

2 肥満の原因

Point
1. 肥満の原因のひとつに、「病気」や「体質」の遺伝がある。
2. 近年の肥満は、エネルギーのとりすぎや運動不足などの生活習慣の変化が、大きな原因となっている。

遺伝的要因

　肥満の原因のひとつは遺伝です。両親や兄弟姉妹が太っていると、肥満になりやすくなります。これを調べるために双子についての研究が行われました。一卵性双生児では、同居していても別々に育てられても体重は似ていたことから、遺伝は肥満の原因のひとつに挙げられます。

　遺伝による肥満は、大きく2つに分けられます。1つは遺伝する「病気」であり、もう1つは「体質」の遺伝です。「病気」の例を挙げれば、脂肪細胞から分泌されるレプチンというホルモンの遺伝子に、生まれつき異常（変異と呼ぶ）がある場合があります。レプチンは食欲を調節する働きがあるので、これに異常があると体重が増えても食欲がなくならず、乳幼児期から肥満が進んでいきます。

　病気の場合は、1つの遺伝子に異常があるだけで肥満になりますが、「体質」による場合は、多くの遺伝子に軽い変化（遺伝子多型と呼ぶ）があり、それらが組み合わさっていると考えられています。肥満に関係のある食欲やエネルギー消費などに関連する多くの遺伝子の変化がその人の肥満体質をつくり、これに太りやすい生活習慣が加わると容易に体重が増加します。

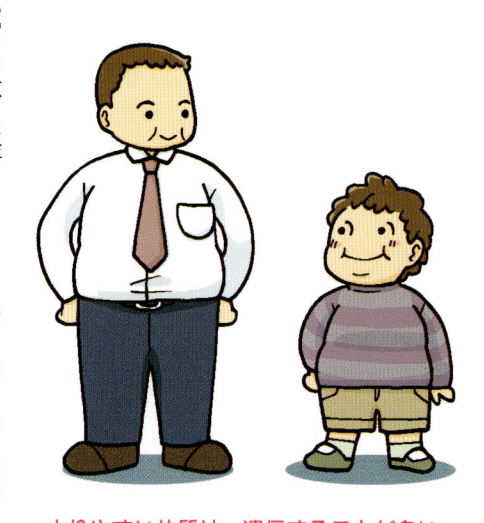

太りやすい体質は、遺伝することが多い。

生活習慣・社会環境

　遺伝に加えて生活習慣は重要な原因です。古くからの研究で、家族の中では、母親の肥満が最も子どもの肥満に関係することがわかっています。父親よりも母親がより関係するのは、遺伝のほかに母親が子どもの食事をはじめとした生活習慣に深く関与しているからと考えられます。

　最近の肥満の増加傾向は、急に遺伝子に変化が生じたというより、生活習慣が大きく変わったことが重要な原因であると言えます。「生活習慣病」という呼び名も広く使われるようになりました。

　食事はどうでしょうか。第二次世界大戦後、脂肪や砂糖などの摂取量は大きく増えてきました。幸いにも食糧の生産は世界的にも増えて、先進国では飢えで苦しむ人の数は少なくなってきました。反対にエネルギーのとりすぎによる肥満・生活習慣病になる人が多くなりました。お年寄りは昔ながらの日本食を中心にしますが、子どもたちは新しい食事をすぐ受け入れ、洋風食、高カロリー食が多くなっているからです。

　運動不足も重要な原因です。自動車をはじめとする交通の発達で、以前は歩いていた所へも簡単に車で行けるようになりました。ゲーム機やテレビなどに多くの時間を費やすようになってきました。安全に遊べる場所が少なくなったり、勉強が忙しくなったりしたことも関係していると考えられます。

　今はストレスの多い忙しい社会です。この中ではだれもが肥満になる可能性のある生活を送っています。

食べ物の量や質の変化　　　　**外遊びの減少・運動不足**

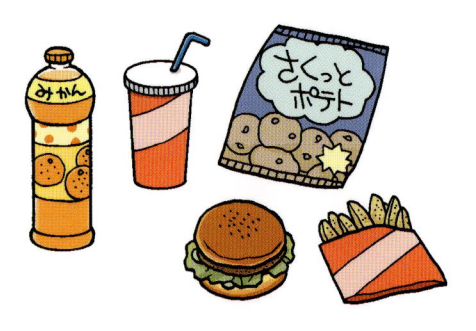

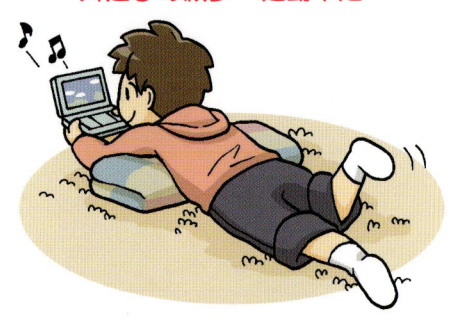

3 肥満になるとどうなるの？

Point
1 肥満になると、糖尿病や高血圧、脂肪肝、睡眠時無呼吸症候群などの身体的な弊害が現れる。
2 心理的にも、過剰な劣等感を感じるなどの弊害が現れることがある。

身体的な弊害

　肥満は多くの生活習慣病の源とも言えます。肥満に伴って各種の病気が起こった状態を、特に「肥満症」と呼びます。

　肥満症で恐ろしいのは、まず糖尿病と高血圧です。糖尿病は膵臓から分泌されるインスリンというホルモンの作用が不十分で、血糖値（血液の中のブドウ糖濃度）が高くなる病気です。この状態が続くと全身の血管や神経などの多くの臓器に異常が起こってきます。眼には白内障、緑内障と呼ばれる病変が生じ、視力低下や進行すれば失明に至ります。感覚神経系の異常によりしびれや感覚の低下が起こり、傷などから足の潰瘍・壊疽などになることもあります。腎臓の機能が低下し放っておくと腎不全のための透析療法が必要となってしまいます。動脈硬化が進行すると心筋梗塞、脳血管障害などの原因になります。

　糖尿病にはいくつかの型がありますが、肥満症で見られるのは成人に多い2型糖尿病です。この病気は体の各部分でのインスリンの効きが悪くなる（インスリン抵抗性という）ことが問題で、その主な原因は肥満です。

　肝臓の検査結果もしばしば悪く、肝臓に脂肪が沈着する脂肪肝（非アルコール性脂肪性肝疾患）になっている

身体的なもの
- 脂肪肝
- 高血圧
- 糖尿病
- 脂質異常症
- 睡眠時無呼吸症候群
- 骨折しやすい
- 関節痛
- 月経異常（女子）、ほか

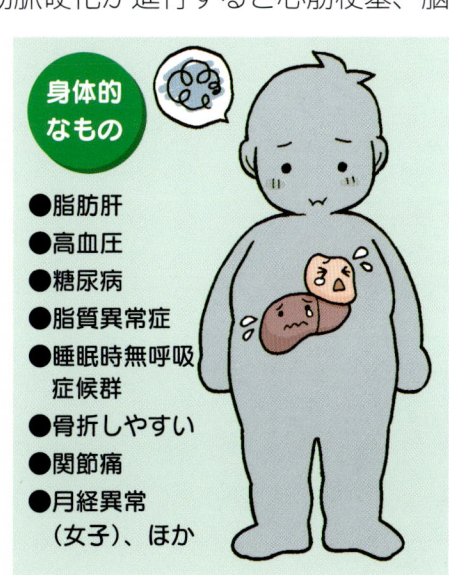

ことも少なくありません。肝機能の異常は肥満に伴って多く見られる異常ですが、薬ではなくある程度の減量で正常化します。体重増加がいかに肝臓に大きく負担をかけているかを示していると言えるでしょう。血液中の脂質異常も見られ、中性脂肪の上昇や、HDLコレステロール（善玉コレステロール）の低下も認められることになります。総コレステロールやLDLコレステロール（悪玉コレステロール）の値も上昇傾向を示します。肥満が進行すると呼吸がしづらくなったり、足や膝の関節への負担が生じたりします。

呼吸のしづらさが原因の睡眠時無呼吸症候群

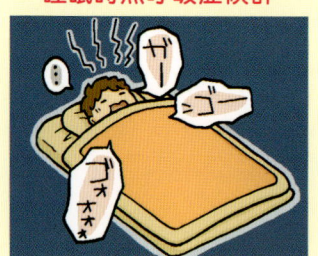

大きないびきをかき、途中で呼吸が止まることがある。

精神的・心理的な弊害

　肥満は、体だけでなく心とも深く関連しています。肥満が悪化すると、その結果として精神的な影響が出てきます。反対に精神的・心理的な問題が原因となり、体重がより増加します。すなわち、肥満と精神は、それぞれが原因にも結果にもなり得る密接な関係にあると言えます。
　肥満の子どもたちは、しばしば劣等感に悩んでいます。その結果として精神的に引っ込み思案になり、積極的な行動がとりにくくなっていることが少なくありません。このため運動がより不足しやすくなったり、ゲームなどの室内の遊びが多くなったりする傾向があります。ときには引きこもりや不登校など、家庭や学校での生活に大きな影響が出ることもあります。

いじめ・不登校

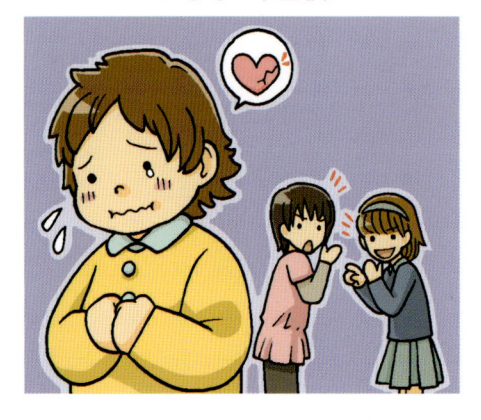

　これと反対に、精神的な原因が肥満を悪化させることがあります。精神的に落ち込んでいたり強い劣等感があったりすると、外で遊ぶことが少なくなり屋内での生活が多くなります。室内で、テレビやゲームなどの画面を見ながら過ごす時間が多くなることになります。これは運動不足の原因となり、

第1章 小児肥満・メタボリックシンドローム

肥満につながっていきます。屋外では、何かを食べながら遊ぶことをふつうはしません。少なくとも遊んでいる間は間食はおあずけですし、食べる気にもなりにくいものです。しかし、室内の遊びでは卓上や冷蔵庫に食料が備えられていることも多く、しばしば食べながらテレビやゲームを楽しむことも少なくありません。

　友人関係や勉強をはじめとする悩みや心配事は精神的ストレスとなり、やけ食いと呼ばれるような食事で憂さを晴らすことも多くなり、体重増加の原因になってしまいます。

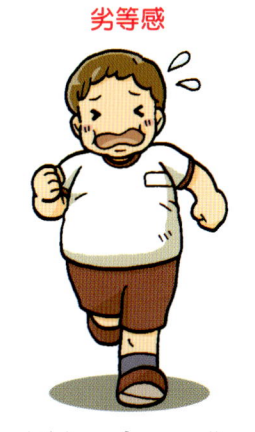

　このように肥満があると精神的に好ましくない状態になってしまうことがあります。精神状態に混乱やストレスがあると、それは肥満を悪化させる結果となります。そして今度は肥満の悪化が、精神状況をより望ましくない方向に向かわせ、体重増加も進んでいくことになります。すなわち肥満と精神状況が悪循環をつくっているわけです。この関連を理解して悪循環の輪を断ち切る必要があります。

劣等感

自分自身について（学校段階別）
「とてもそう」＋「まあそう」の％

項目	小学生（4240）	中学生（4550）	高校生（6051）
自分のことは、できるだけ自分でするようにしている	84.5	84.0	82.5
やる気になれば、どんなことでもできる	67.5	70.3	73.8
きまりやルールはきちんと守るほうだ	65.1	69.9	75.2
好きで、熱中していることがある	68.3	76.1	72.0
カッとなりやすい	51.0	53.1	48.5
つかれやすい	49.7	63.7	69.9
つまらないことですぐに落ち込む	28.6	41.4	53.7
自分の外見（顔やスタイル）が気になる	37.1	56.6	71.6
いやなことがあっても、すぐに忘れる	48.3	45.0	43.2
運がよい	43.8	35.0	32.6
早く大人になりたい	38.4	40.3	41.4

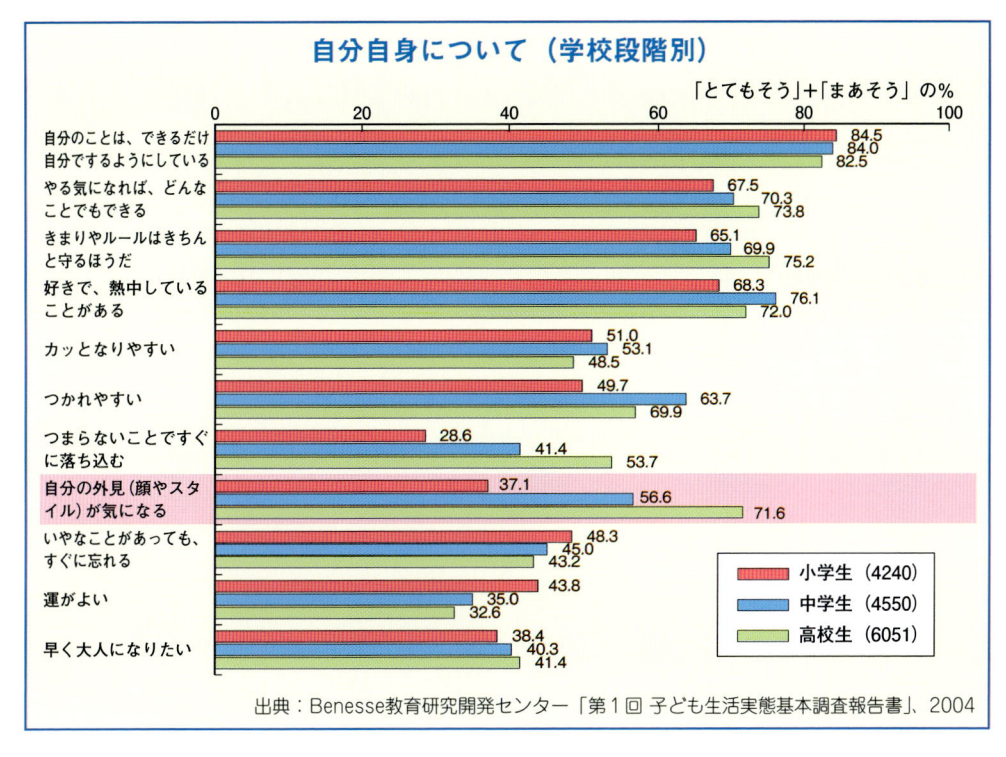

出典：Benesse教育研究開発センター「第1回 子ども生活実態基本調査報告書」、2004

4 小児メタボリックシンドローム

Point

1 腹部肥満に代謝や血圧の異常を伴っている状態をメタボリックシンドロームと言い、診断基準によって判定できる。

診断基準作成に当たって

　メタボリックシンドロームとは、肥満のうち、腹部肥満（おなかの中の腸の周囲などに内臓脂肪がたまるもの）とともに、代謝や血圧の異常を伴っている症候群のことです。メタボリックシンドロームの人は、2型糖尿病や動脈硬化になりやすいことがわかってきました。動脈硬化とは血管が硬くなってつまりやすくなる状態で、がんと並んで現代の中心的な死亡原因である心臓病（心筋梗塞）や脳血管病（脳梗塞など）につながります。
　内臓脂肪が多いことはおなかのCTスキャンなどで確認できます。しかしCTを多くの人に繰り返し行うことはできないので、腹囲（へその位置でおなかの周りを測る）の値により判定する方法が使われます。これは巻尺が

日本人小児のメタボリックシンドロームの診断基準（6～15歳）「2010年度改訂版」

1）があり、2）～4）のうち2項目を有する場合にメタボリック症候群と診断する

危険因子	基準値
1）腹囲	80cm以上（注1）
2）血清脂質 中性脂肪 かつ／または HDLコレステロール	120mg／dl以上（注2） 40mg／dl未満
3）血圧 収縮期血圧 かつ／または 拡張期血圧	125mmHg以上 70mmHg以上
4）空腹時血糖	100mg／dl以上（注2）

（注1）腹囲／身長が0.5以上であれば項目1）に該当するとする 小学生では腹囲75cm以上で項目1）に該当するとする
（注2）採血が食後2時間以降である場合は中性脂肪150mg／dl以上、血糖100mg／dl以上を基準としてスクリーニングを行う（この食後基準値を超えている場合には空腹時採血により確定する）

出典：厚生労働省研究班、2011.3

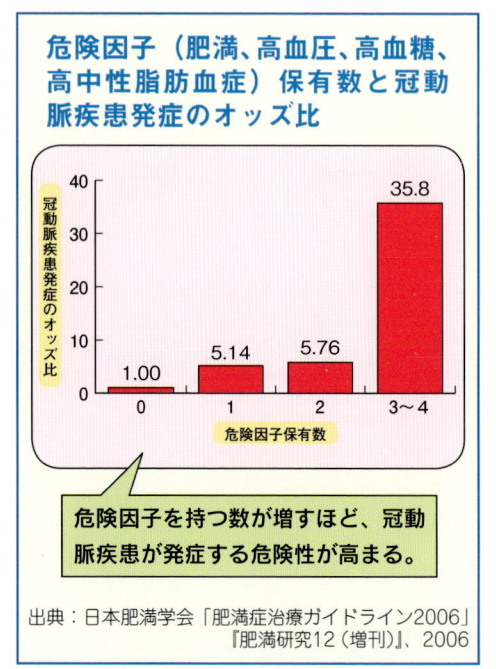

危険因子（肥満、高血圧、高血糖、高中性脂肪血症）保有数と冠動脈疾患発症のオッズ比

危険因子保有数	オッズ比
0	1.00
1	5.14
2	5.76
3～4	35.8

危険因子を持つ数が増すほど、冠動脈疾患が発症する危険性が高まる。

出典：日本肥満学会「肥満症治療ガイドライン2006」『肥満研究12（増刊）』、2006

※オッズ比＝ある事の起こりやすさを比較して示す尺度のこと

あればだれでも簡単に測ることができます。日本人の大人では、男85cm、女90cmを目安にしてメタボリックシンドロームを判定しています。

　子どもは成長とともに腹囲も変化します。多くの子どもたちの腹囲を検診で測定し、腹囲がどの範囲に分布しているか、そしてどのくらいになると代謝や血圧の異常が出るようになるかを研究しました。その結果、中学生では、メタボリックシンドロームの多くなる腹囲80cmを基準としました。小学生では75cmです。このほかに、腹囲÷身長が0.5以上である場合も腹囲の過剰と考えられ、目安として役に立ちます。

　メタボリックシンドロームにおける代謝や血圧の基準は、薬などが必要でない軽度の異常となっています。それは、そのまま進行すれば治療を必要とするようなはっきりとした異常になるものを、体重・腹囲を減らすことにより正常にすることを目的としているからです。中性脂肪とHDLコレステロールの基準は、多数の検診結果から求められました。空腹時の血糖値はインスリンの効きが悪いかどうかの目安になる値を、検診で比較検証することで決定されました。血圧は収縮期血圧と拡張期血圧があります。年齢が大きくなるにつれ上昇する傾向があり、性別では男子の方がやや高い傾向にあります。

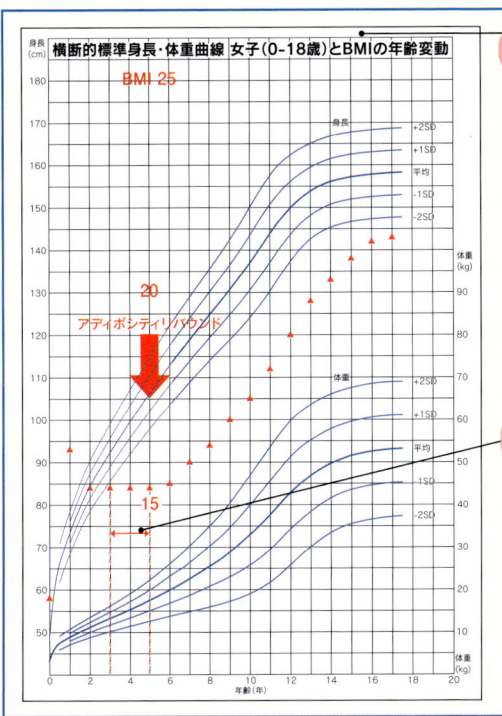

BMI（Body Mass Index）

身長と体重から算出した、肥満の程度を表す数値。本来、ある程度成長の止まった成人の肥満度を判定するのに適している。小児においても、目安として使用できるが、年齢とともに変動する。以下の式で求められる。

$$BMI = 体重（kg）÷ 身長（m）^2$$

アディポシティリバウンド

BMIは、通常3〜5歳ごろに最も低くなり、その後増加して成人の値となる。このような動きをアディポシティリバウンドと言い、成人の体脂肪の増加がこのころから始まるという仮説もある。

出典：平成12年乳幼児身体発育調査報告書（厚生労働省）及び平成12年度学校保健統計調査報告書（文部科学省）のデータをもとに作成した標準身長・体重グラフ（監修：藤枝憲二、著者：加藤則子・伊藤善也・立花克彦）に、筆者のBMIデータを加えて作成。

【コラム】誤った「やせ願望」は危険！

　やせた体つきが好きか、太り気味を好ましく思うかは、人によって、そして時代などによって異なります。例えばフランスの画家ルノワール（1841－1919）の描いた女性は、現代から見るとややふくよかな印象を与えます。それから100年もしない現代では、多くのファッション誌のモデルは標準の体型よりかなりやせ型です。ベルナール・ビュフェ（1928－1999）の描く人物は針のように細い手足を持っています。やせ体型が好まれるようになったのは比較的新しいことであると言えます。

　このちがいは一言で言えば文化的な差異と説明されています。健康のために肥満にならないようにやせるというよりも、外見上の好みがより大きく影響しているのです。もし健康上の理由であればやせすぎに対しても慎重になるはずです。やせ願望が極端になる病気は神経性食欲不振症（拒食症、思春期やせ症などとも呼ばれます）であり、種々の精神的な要素が原因となることがわかっています。

　神経性食欲不振症は主として中学生・高校生の女子に発症しますが、少数の男子にも見られます。食事量が極端に少なくなったり、反対に多く食べるが陰で自分で吐いたりする場合があります。外見上は著しくやせていますが本人はやせであるとは思っておらず、体重が増えることを異常に恐れています。そのため散歩をはじめ体を動かすことを好みます。しかしながら体はエネルギーをできるだけ使わないようにするため、手足が冷たく、脈も遅くなります。女子では生理がなくなります。進行すると日常生活が困難になり入院が必要になります。

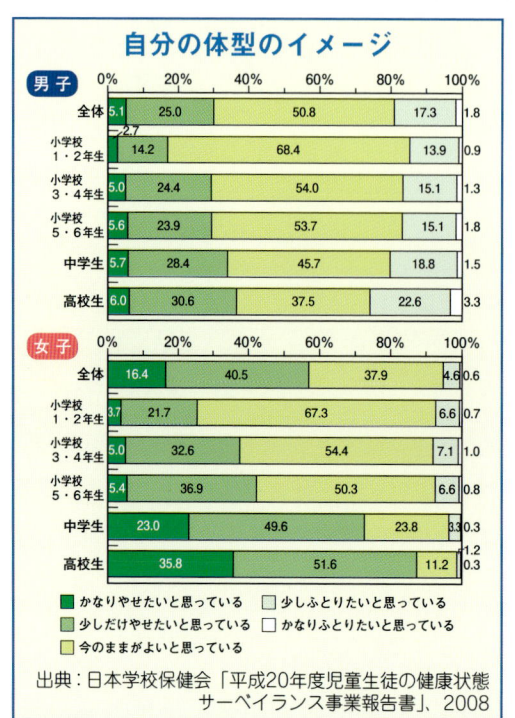

　神経性食欲不振症ではないがやせを好む傾向は現代ではよく見られます。極端なやせ願望は健康上の問題を起こすことがあります。骨の伸びと強さは子どもの間に増していきますが、大人になると止まってしまいます。このために、子どものうちは十分な栄養と適切なホルモンの分泌が必要です。極端な栄養不足は身長増加を悪くしたり、特に老年期を迎えるころに骨が弱く骨折しやすくなります（骨粗鬆症という）。

　食事は内容も量もバランスのとれたものにすることが、健康の維持につながると言えます。

自分の体型のイメージ

男子

	かなりやせたい	少しだけやせたい	今のままがよい	少しふとりたい	かなりふとりたい
全体	5.1	25.0	50.8	17.3	1.8
小学校1・2年生	2.7	14.2	68.4	13.9	0.9
小学校3・4年生	5.0	24.4	54.0	15.1	1.3
小学校5・6年生	5.6	23.9	53.7	15.1	1.8
中学生	5.7	28.4	45.7	18.8	1.5
高校生	6.0	30.6	37.5	22.6	3.3

女子

	かなりやせたい	少しだけやせたい	今のままがよい	少しふとりたい	かなりふとりたい
全体	16.4	40.5	37.9	4.6	0.6
小学校1・2年生	3.7	21.7	67.3	6.6	0.7
小学校3・4年生	5.0	32.6	54.4	7.1	1.0
小学校5・6年生	5.4	36.9	50.3	6.6	0.8
中学生	23.0	49.6	23.8	3.3	0.3
高校生	35.8	51.6	11.2	1.2	0.3

出典：日本学校保健会「平成20年度児童生徒の健康状態サーベイランス事業報告書」、2008

第 2 章

こんなに怖い
小児メタボリック
シンドローム

1 内臓脂肪はこんなに怖い

> **Point**
> 1　脂肪は、全身の皮膚の下（皮下脂肪）やおなか（内臓脂肪）にたまりやすい。
> 2　おなかにたまる内臓脂肪が増えると代謝や血圧などに悪影響を及ぼして、病気の原因となる。

皮下脂肪と内臓脂肪

　人間の脂肪がたまりやすい主な場所として、全身の皮膚の下（皮下脂肪）とおなかの中（内臓脂肪）の2か所があります。食べる量（摂取エネルギー）が、運動などで使われる量（消費エネルギー）を上回るとき、残った分が脂肪として蓄えられます。急速にエネルギーを蓄えるときには内臓脂肪として、徐々に蓄積するときには皮下脂肪として主に蓄えられます。皮下脂肪には保温の役割や外力に対して体を保護する役割もあります。気温が下がったときに体温を保ったり、打撲などのときに内臓などの器官を守ったりする働きです。

へその位置での断面X線CT写真

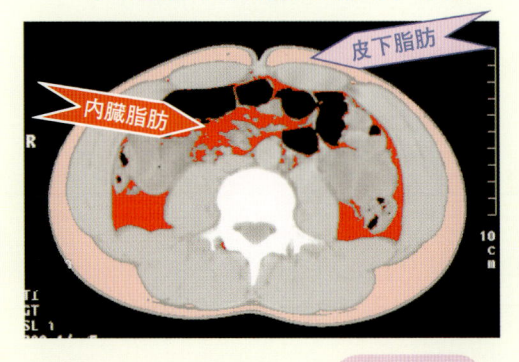

内臓脂肪
・内臓の周りにつく
・つきやすく減りやすい
・多くつくと、メタボリックシンドロームになりやすくなる

皮下脂肪
・皮膚のすぐ下につく
・減りにくい
・お尻や太ももにつく
・女性につきやすい

内臓脂肪が増えるとどうなるの

　内臓脂肪は急にエネルギーが余分になったときに蓄積しやすい傾向があります。内臓脂肪が増えると代謝や血圧などに悪影響が出ます。それは脂肪細胞からアディポカイン（アディポサイトカイン）と呼ばれる物質が分泌されることが関係しています。

　アディポカインにはヒトにとって好ましい善玉と、そうでない悪玉があります。アディポネクチンは善玉アディポカインの代表的な物質で、糖尿病や動脈硬化になりにくくする働きがあります。レプチンは脂肪組織が増える（すなわち肥満）と分泌が高まり、その結果として食欲を抑える働きがあります。やせると分泌が少なくなり食欲が高まります。この結果として体重を一定の値に保つ働きがあります。

　悪玉アディポカインとしてはPAI-I（血液を固まりやすくし血管がつまる原因となる）、TNFα（動脈硬化を起こしやすくする）、レジスチン（糖尿病を起こしやすくする）、アンジオテンシノージェン（血圧上昇系の物質）などがあります。

　肥満になると悪玉アディポカインが増え、善玉の代表であるアディポネクチンが少なくなるため、糖尿病や高血圧を起こしやすくなります。

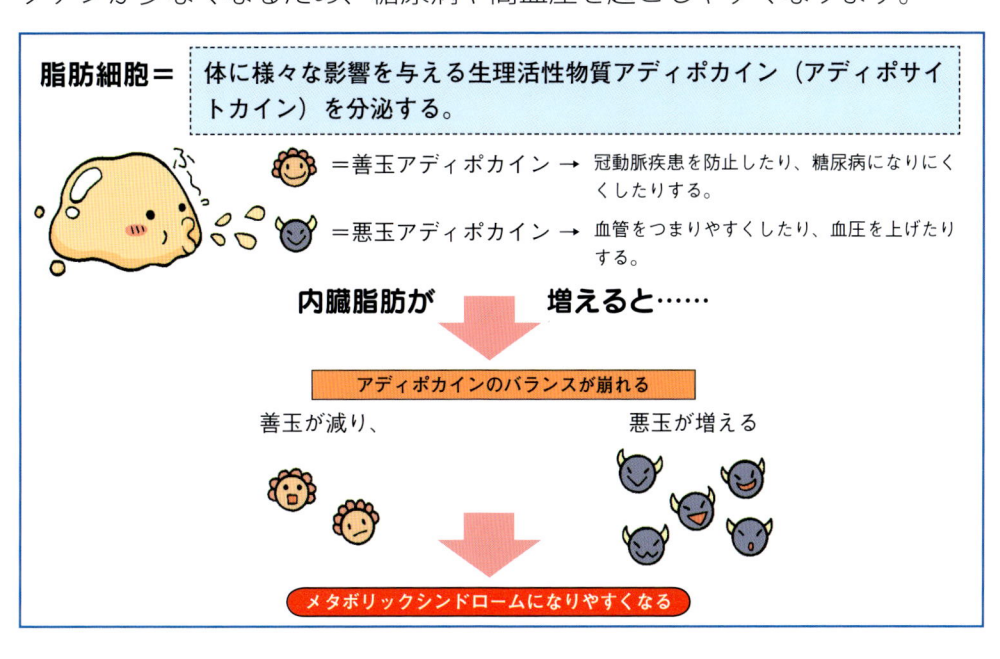

脂肪細胞＝　体に様々な影響を与える生理活性物質アディポカイン（アディポサイトカイン）を分泌する。

　　＝善玉アディポカイン　→　冠動脈疾患を防止したり、糖尿病になりにくくしたりする。

　　＝悪玉アディポカイン　→　血管をつまりやすくしたり、血圧を上げたりする。

内臓脂肪が　増えると……

↓

アディポカインのバランスが崩れる

善玉が減り、　　　悪玉が増える

↓

メタボリックシンドロームになりやすくなる

2 コレステロールって何？

> **Point**
> 1 コレステロールとは、血液中の脂質の一種で、体やホルモンの成分となる重要な物質。
> 2 コレステロールが必要以上に多くなりすぎると、動脈硬化の原因となる。

血液の中の脂肪

　血液の中には、何種類かの脂質（脂肪）があります。中性脂肪やコレステロールは、その代表的なものです。中性脂肪（トリグリセリド）は、皮下脂肪や内臓脂肪などの脂肪組織の中心となっています。1gで約9Kcalのエネルギーを貯蔵することができます。エネルギーのとりすぎ、すなわち食事の食べすぎがあると、主として中性脂肪として皮下などの部分に蓄えられます。大昔、まだ食糧が十分になかった時代には、狩猟や農業などで食物が得られず、飢餓状態になることも少なくありませんでした。このような状態を生き延びるためには、体に蓄えられた脂肪はまさに命綱でした。人類がこれまで絶えることなく生命をつなげてくることができたのには、脂肪の蓄積が大きな役割を果たしてきました。

　ところが現代の食糧事情はどうでしょうか。多くの工業の発達した国々では、戦争や地震などの場合を除き、食糧は十分に供給されるようになりました。むしろ過剰であることも多く、脂肪を効果的に蓄積する能力は、肥満につながっていくことになりました。メタボリックシンドロームの診断に中性脂肪が含まれているのは、このような理由によると言えます。

　コレステロールも脂肪の一種であり、体やホルモンなどの成分となる重要な物質です。ヒトの細胞の外を覆っている細胞膜の成分であり、副腎皮質ホルモンや男性・女性ホルモンはコレステロールをもとに合成されます。コレステロールは、ヒトが生きていくうえで大変に重要な役割を果たして

いると言えます。
　その反面、血液中のコレステロールが必要以上に高くなると、動脈硬化が進みやすくなります。これは血管の壁にコレステロールがつくことにより、血管が硬くなり、狭くなり、プラーク（血管の壁にできる塊）が形成され、はがれたプラークによって血管がつまりやすくなるためです。これが、心臓に血液を流す冠動脈（心臓の周りにある）に起こるのが心筋梗塞で、心臓の働きが低下して死亡することもあります。脳の動脈に起こるのが脳梗塞で、各種の脳の働きが傷害され、こちらも生命に関わることがあります。
　中性脂肪もコレステロールも体にとって重要な物質ですが、多すぎるといろいろな害をもたらすものです。

LDLコレステロールとHDLコレステロール

　コレステロールは、血液中ではアポたんぱくと呼ばれるたんぱく質と結びついて、リポたんぱくを形づくっています。このうち高比重リポたんぱくとして存在するのがHDLコレステロールです。HDLコレステロールは動脈硬化を起こしにくく、善玉コレステロールと呼ばれることがあります。
　LDLコレステロールは低比重リポたんぱくに含まれ、悪玉コレステロールと言えます。血液のコレステロール濃度が高くなることによって起こる血管の変化などは、主としてLDLコレステロールが増加することによります。
　血清コレステロール値の高くなる主な原因としては、遺伝（体質）と生活習慣が挙げられます。遺伝的に血清コレステロール値の上昇する病気に、家族性高コレステロール血症があります。生活習慣の中では食事、運動が重要で、それらの内容によっては善玉のHDLコレステロールが低くなり、悪玉のLDLコレステロールが高くなることがあります。運動不足であるとHDLコレステロールが低くなることがあり、メタボリックシンドロームの診断基準にもHDLコレステロールが含まれています。

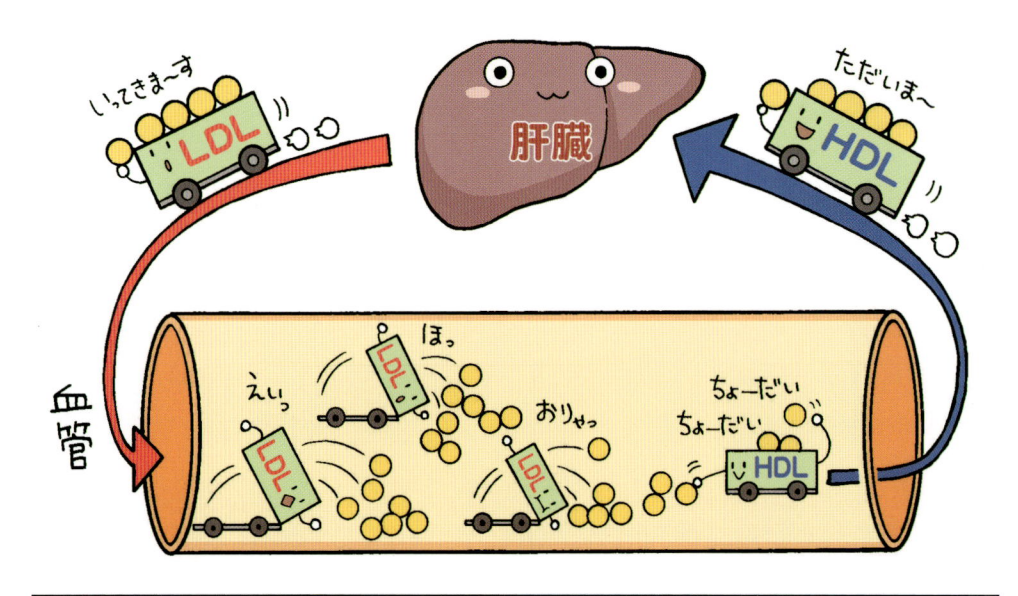

LDLコレステロール	HDLコレステロール
肝臓から、全身の細胞に必要なコレステロールを運ぶ役割をするものがLDLというたんぱく質で、LDLに運ばれるコレステロールをLDLコレステロールという。	血管の壁などについているコレステロールを肝臓に運んでいるのがHDLというたんぱく質で、HDLに運ばれているコレステロールをHDLコレステロールという。

3 血圧が上がるとどうなるの？

Point

1. 血管がつまったり硬くなったりして、より高い圧力で血液を送らなければならなくなる状態を高血圧と言い、心臓や血管に負担がかかる。
2. 肥満や糖尿病、塩分のとりすぎ、ストレスなどの原因があると、子どもでも高血圧になる。

収縮期血圧と拡張期血圧

　心臓は、全身の血管（動脈）に血液を送り出し、体中に酸素や栄養素を供給します。このとき、血管の中に血液を流すためにかかっている圧力を血圧と呼びます。心臓が縮まり（収縮）血液を送り出すときに血圧は最も高くなり、これを最高血圧（または収縮期血圧）と言います。心臓が広がる（拡張）ときは血圧が最も低くなり、これを最低血圧（または拡張期血圧）と呼びます。血圧の測定では、ふつうこの2つの値を測ります。

　血圧は全身の動脈で測定されますが、多くは腕で測ります。腕にマンシェットと呼ばれる帯状の布を巻きつけ、圧力をかけます。そして、徐々に圧力を弱めてゆき、そのときの血液の流れを聴診器で確認して最高と最低の血圧を測ります。最近では機械で自動的に測定する血圧計も用いられるようになり、家庭などでも測ることができるようになりました。

　血管（動脈）につまりがなく、弾力があると、血液はスムーズに全身を巡ることができます。若い人や病気のない人の血管は、このような状態になっています。

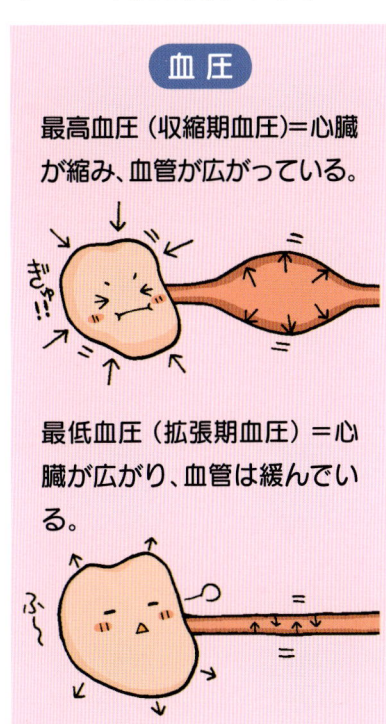

血圧

最高血圧（収縮期血圧）＝心臓が縮み、血管が広がっている。

最低血圧（拡張期血圧）＝心臓が広がり、血管は緩んでいる。

> 高血圧で、常に血管に圧力がかかり続けていると……
>
> ●血管が傷みやすくなる
> →血管は、壁を厚くして、傷まないようにしようとする。
> →血管が硬くなり、血液の流れが悪くなる。

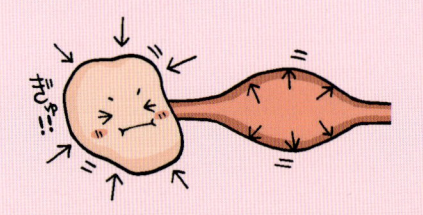

　もし血管がつまったり、壁が硬く弾力がなくなったりすると、血液の流れはスムーズではなくなり、心臓はより強い力で血液を送り出さねばならなくなって、血管の中の圧力が高まります。これが高血圧の状態です。この状態は、心臓に負担がかかります。一方血管も、より強い圧力で送られてくる血液に対応できるように、より硬くなっていきます。つまり、高血圧は心臓と血管の両方に負担をかけるのです。そして、それが続くことにより、血圧はますます高くなっていきます。

　高齢になると血管が硬くなり（動脈硬化）、血圧が高くなりやすくなります。コレステロールなどが血管の壁にくっつくことや、塩分のとりすぎなどで血液の量と圧が増えることなども高血圧の原因となりますが、肥満は、この２つの原因に関係しています。メタボリックシンドロームは、おなかの脂肪が増えることに伴って血圧が高くなっている状態です。

　肥満、糖尿病、塩分のとりすぎ、ストレスなどは、高血圧の原因になりますが、若い人や子どもでも、これらの原因があると血圧が高くなり、最終的には薬などの治療が必要な高血圧にまで進んでいきます。高血圧にならないためには、子どものころからの生活習慣が重要です。肥満・メタボリックシンドロームになりにくい食事や運動の習慣を身につけることが大切です。塩分のとりすぎにならないよう、ふだんから濃い味の食事をとらないようにすることなどが重要です。

　家庭でも血圧計があれば血圧を測ることができます。家族で、ときどき血圧を測り、高くなりそうであれば早めに注意することができます。なお、正確な測定のためには、小学生では年齢に応じた細めのマンシェットが必要です。

4 血糖値が高いとどうなるの？

Point

1　食事などをして血糖値が高くなると、血糖値を下げる働きをするインスリンが分泌される。
2　肥満になると、インスリンの効きが悪くなり、血糖値が上がって、メタボリックシンドロームとなる。
3　2の状態が進行すると、2型糖尿病になる危険が高まる。

インスリンの働き

　血糖値とは、血液の中に含まれる糖分（ブドウ糖）の量のことで、体の活動・エネルギーの源です。血糖値が下がりすぎるとエネルギーが十分に供給されないため、活動が低下してしまいます（低血糖）。反対に血糖値が上がりすぎると、余分な糖が尿に漏れたり（糖尿）、代謝の異常が起こったりします（高血糖）。この高血糖が続く病気が糖尿病です。糖尿病にならないようにするために、血糖値が高くなりすぎないように調節しているのが、インスリンというホルモンです。

　インスリンは膵臓のランゲルハンス島という部分でつくられています。食事の後などに血糖値が高くなると、インスリンが分泌され、血糖値は正常に保たれます。余分なブドウ糖は、肝臓や筋肉にグリコーゲンという物質に合成されて蓄えられます。血糖値が低くなるとインスリンの分泌も低くなり、グルカゴン、アドレナリン、コルチゾール、成長ホルモンなどのホルモンが分泌されてグリコーゲンを分解し、ブドウ糖として放出することで、血糖が下がるのを防いでいます。

　脂肪が余分にたまった状態である肥満になると、インスリンは分泌されてもその効きが悪くなり（インスリン抵抗性）、より大量のインスリンが必要となります。それでも不十分だと、最終的には糖尿病の状態になります。特に、おなかの中に内臓脂肪がたまると、インスリンの効きがより悪くな

血糖値はなぜ上がる？

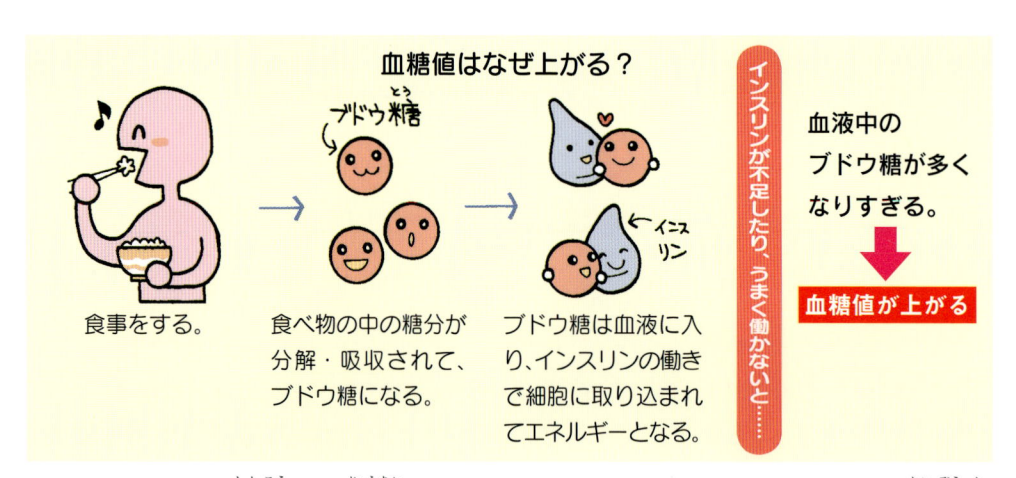

食事をする。→ 食べ物の中の糖分が分解・吸収されて、ブドウ糖になる。→ ブドウ糖は血液に入り、インスリンの働きで細胞に取り込まれてエネルギーとなる。

インスリンが不足したり、うまく働かないと……
血液中のブドウ糖が多くなりすぎる。
→ 血糖値が上がる

ります。これが進行した状態が、メタボリックシンドロームです。内臓脂肪からアディポカインが分泌されることも、その原因と考えられます。

肥満に伴ってインスリンの効きが悪くなっている場合には、体重を減らすことでインスリンの効きを良くすることができます。特におなか回りの値（腹囲）を目安として、内臓脂肪を減らすことが効果的です。

2型糖尿病

糖尿病には多くの型がありますが、代表的なものは1型と2型です。1型糖尿病は、膵臓自体に異常がありインスリンの分泌が少なくなっているもので、子どもたちに多い糖尿病です。

2型糖尿病では肥満を伴うことが多く、インスリンは分泌されているのに効きが悪くなっている状態です。したがって膵臓ではより多くのインスリンを分泌することになり、血液中のインスリンが高めの値になっています。その状態が続くと、さらにインスリンの効果が不十分となり、糖尿病になります。2型糖尿病が長く続くと膵臓が耐えられなくなって、最終的にはインスリンをつくる力も低下します。

成人の糖尿病は大部分が2型で、原因は遺伝と生活習慣です。成人の2型糖尿病が増えていますが、子どもの中でも増加しているのが最近の傾向です。これは、食事や運動などの生活習慣の変化が大きく関係していると考えられます。肥満やメタボリックシンドロームは、その後に2型糖尿病になるリスクを高くします。

5 放っておくと危険な小児肥満

Point

1 肥満は、多くの病気を引き起こすだけでなく、不登校や引きこもりなどの精神的なトラブルの原因となることがある。
2 小中学生の肥満の約7割は、成人肥満へとつながる。

小児肥満の約7割は大人になっても肥満のまま

子どもの肥満に伴って、多くの病気が起こることが知られています。2型糖尿病、高血圧、脂質異常、呼吸障害などが代表的なもので、肝臓の異常（脂肪肝、非アルコール性肝疾患などと呼ばれる）、尿酸の増加（進行すれば痛風になる）なども見られます。肥満に伴い各種の病気が生じている状態は、「肥満症」と呼ばれます。このほかに、関節に負担がかかったり、心臓や肺の働きが低下したりするため、肥満の予防に重要な運動が苦手になることも少なくありません。不登校や引きこもりなどの精神的トラブルと関連するのも小児期・思春期の肥満の特色のひとつです。

子どもの肥満は、小児期にこれらの病気の原因になるだけではなく、その多くが大人の肥満につながっていくということが、より大きな問題です。少なくとも小中学生の肥満の約7割は成人肥満となります。また、肥満でなくとも、子どもの時期に適切な生活習慣を身につけていないと、成人になってから肥満、メタボリックシンドロームになる危険があります。バランスのとれた食事、適度な運動、規則的な生活などは基本的な項目です。偏食（好き嫌い）の克服、スポーツに親しむ習慣などは、将来の肥満予防に効果的です。睡眠不足も小児肥満に結びつくとの研究が報告されています。

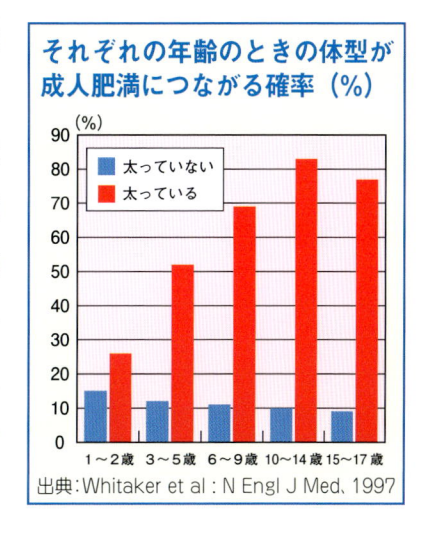

それぞれの年齢のときの体型が成人肥満につながる確率（%）

出典：Whitaker et al : N Engl J Med, 1997

【コラム】「小さく生んで大きく育てる」はメタボのもと？

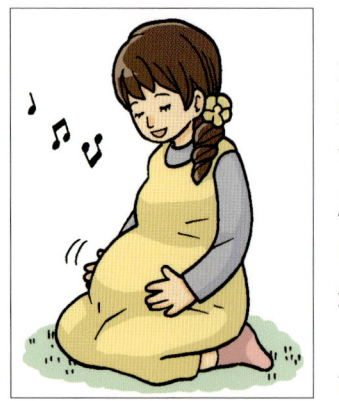

　生まれてくる子どもの体重はどのくらいでしょうか。日本人の平均はおおよそ3 kgで大部分は2.5〜4.0 kgの範囲に入ります。2.5 kg未満を低出生体重児と呼び、未熟児という名称も用いられます。出生予定日（在胎40週）より早く生まれることが多く、しばしば呼吸に異常が生じたり、黄疸が強くなったりするなどの問題点を伴いやすい傾向があります。

　肥満やメタボリックシンドロームとの関連では、以前から出生体重が重い場合、糖尿病と関連が深いことがわかっていました。母親が糖尿病（血糖値が高くなる）であると、血液中の高くなった糖分は、胎盤（へその緒）を通して胎児に流れ込みます。そのままでは自らも糖尿病になってしまいますので、胎児はインスリンを分泌して血糖値を正常に保とうとします。このインスリンが胎児の成長を促進し、4 kg以上の巨大児が誕生します。母親から糖尿病や肥満の素因を受け継いでいることが多いと言えます。

　これと反対に、低出生体重児が生活習慣病になりやすいことが注目されています。第2次大戦で飢餓に見舞われた母から生まれた子が、成長後に糖脂質の代謝異常や心筋梗塞などにかかりやすいことが、統計学的に確かめられています。動物実験などでも出生体重が低いと動脈硬化になりやすいとの結果が得られています。

　なぜ将来の生活習慣病のリスクが高まるのでしょうか。詳しいことは研究中ですが、母親の栄養不足などの要素があると、胎児はこれに対して栄養をとって蓄え、乗り切ろうとします。この傾向は、遺伝子の働きを変えることなどにより、生まれた後も続くと考えられます。現代のような食糧が十分にある時代では、栄養素を蓄える能力が高いことは、栄養の過剰に結びつきやすくなり、結果として大人になると、生活習慣病がより生じやすくなると考えられています。

　若い女性の極端な体重減少や、妊婦のダイエットのやりすぎは、女性の体を傷めるだけでなく、生まれてくる子どもたちにも大きな影響をもたらすと言えます。

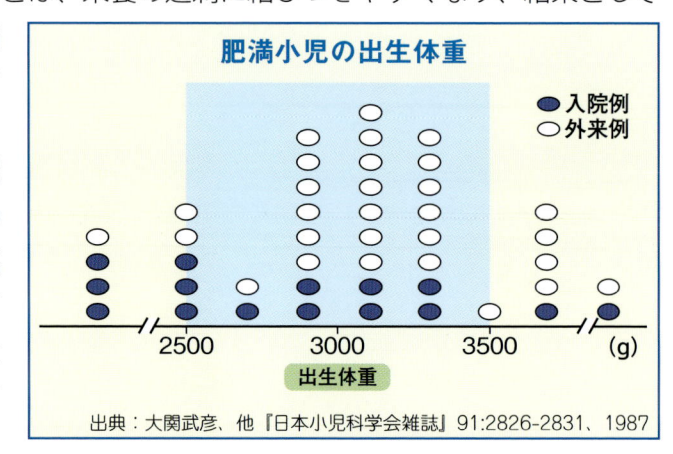

肥満小児の出生体重

●入院例　○外来例

出生体重（g）

出典：大関武彦、他『日本小児科学会雑誌』91:2826-2831、1987

第 3 章

食生活を見直そう

1 摂取するエネルギー量を調節する

> **Point**
> 1 減量には、「食事摂取基準」を活用するのも有効。
> 2 子どもが減量する場合には、必要な栄養素が不足しないように注意する必要がある。

「食事摂取基準」の活用

　摂取エネルギーの不足は、活動力を低くし、体重を減らしてしまいます。また、脂肪だけでなく筋肉や内臓にも影響が出てしまいます。子どものときには、体の成長のためにもエネルギーが必要になります。

　逆に摂取エネルギーが多すぎると、グリコーゲンとして肝臓や筋肉に蓄えられるだけでなく、脂肪として皮膚の下（皮下脂肪）や内臓の周囲（内臓脂肪）にたまってゆきます。

　必要なエネルギーは体の大きさや、その人の活動の強さ（レベル）により異なります。これを表にして示したものが食事摂取基準です。体の大きさについては年齢別に基準値が示されていますが、年齢の標準より著しく大柄であったり（小柄であったり）する場合には、上（または下）の年齢基準を参考にする必要があります。

　食事摂取基準では1日の活動の強さを3段階に分けています。どのくらいの活動量になるかによって、Ⅰ～Ⅲ度（数字が大きいほど活動量が大き

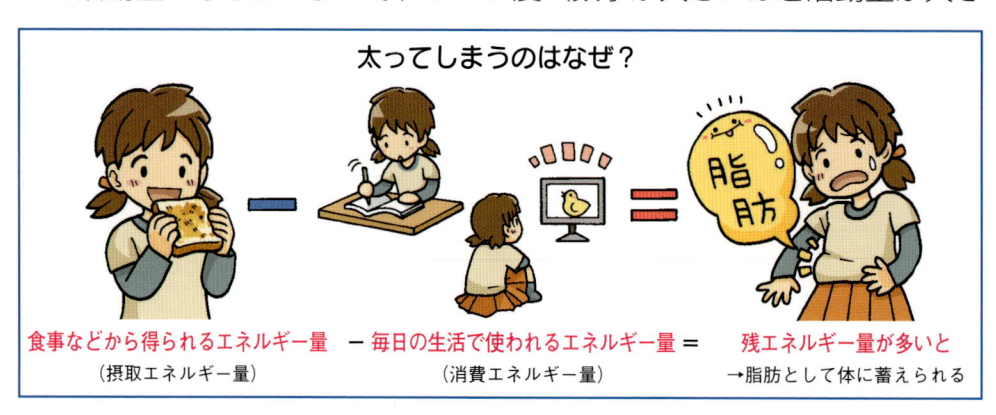

太ってしまうのはなぜ？

食事などから得られるエネルギー量 － 毎日の生活で使われるエネルギー量 ＝ 残エネルギー量が多いと
（摂取エネルギー量）　　　　　　　（消費エネルギー量）　　　　　　　→脂肪として体に蓄えられる

エネルギーの食事摂取基準：推定エネルギー必要量（kcal/日）

性別	男性			女性		
身体活動レベル	Ⅰ	Ⅱ	Ⅲ	Ⅰ	Ⅱ	Ⅲ
6～7（歳）	1,350	1,550	1,700	1,250	1,450	1,650
8～9（歳）	1,600	1,800	2,050	1,500	1,700	1,900
10～11（歳）	1,950	2,250	2,500	1,750	2,000	2,250
12～14（歳）	2,200	2,500	2,750	2,000	2,250	2,550
15～17（歳）	2,450	2,750	3,100	2,000	2,250	2,500

出典：厚生労働省「日本人の食事摂取基準」（2010年版）

い）に分けます。5歳までは活動の強さに差が少ないので、全員がⅡ度として扱われますが、それ以後は次第に個人により活動の強さがⅠ～Ⅲ度に分かれるようになります。

　太りすぎの場合には、多くがこの基準より多くのエネルギーをとっているのがふつうです。したがって減量の第1段階としては、この摂取基準に示されているエネルギーのみをとるようにします。これにしっかりとした運動を組み合わせることが、肥満やメタボリックシンドロームの予防や、軽い段階での肥満の治療法になります。

　重症の肥満やメタボリックシンドロームとなっている症例では、低エネルギー食が用いられることがあります。これは、摂取基準のエネルギー量より少ないエネルギー摂取にすることで、必要なエネルギーを体の脂肪から得るよう促し、減量するというものです。自宅でも可能ですが、入院させて行うこともあります。その理由のひとつは、子どものエネルギー制限をする場合には、体の維持や成長に必要なたんぱく質やビタミン、ミネラルなどは必要量をきちっととる必要があり、こうしたバランスのとれた食事づくりには専門の栄養士の力が必要なことが少なくないからです。もうひとつの理由は、自宅では多くの食品が身の回りに常備されているため、エネルギー制限を続けることが困難な場合があるためです。

　子どもたちが減量を行う場合には、必要な栄養素をしっかりとりながらエネルギー制限をしなければならないことから、大人に比べて難しいとも言えます。したがって、肥満を軽い段階で食い止めたり予防をしたりすることにより、厳しいエネルギー制限をしなくてもよいようにすることが、重要になるわけです。

2 栄養バランス・栄養素を見直そう

Point
1. 特定の食品に偏らず、バランスよく栄養素をとることが大切。
2. 各種の食品を役割別に分類して示した「食事バランスガイド」は、食事内容を考える際に参考となる。

「食事バランスガイド」

栄養素をとるときに大切なことのひとつに、そのバランスが挙げられます。各栄養素をバランスよくとることは食事の基本です。よく「この食品は体に良い」として、ある特定の食品に偏ることがあります。そうすると、ある栄養素のとりすぎになったり、ほかの栄養素の不足が起こったりしてしまいます。どんなに良い食品でも、単品では、栄養のバランスをとることは難しくなります。

食事バランスガイドは、各種の食品を役割別に分類し、バランスのとれた食事ができるようにしたものです。食品を主食（ごはん、パン、麺）、副菜（野菜、きのこ、いも、海藻）、主菜（肉、魚、卵、大豆）、牛乳・乳製品、果物の5群に分け、食べる量の目安を示しています。中

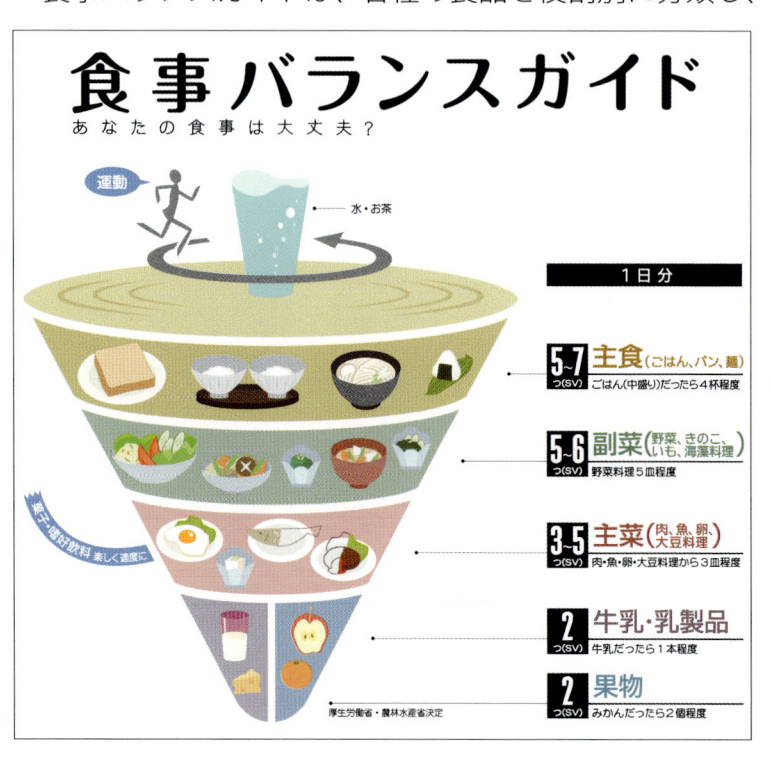

央は、水・お茶による水分摂取です。これをコマの絵にしてわかりやすく示してあります。

　主食は主として炭水化物、主菜はたんぱく質を含んだ食品です。乳製品からは効率的にたんぱく質、脂肪、そしてカルシウムやビタミンをとることができます。副菜や果物は、ビタミン、ミネラル、そして食物繊維を含んでいます。食事摂取基準には各栄養素の必要量が示されていますが、実際の食事内容を考えるときには、このバランスガイドが参考になります。

脂質・糖質（糖分）摂取のポイント

　脂質は、摂取量が不足となることは少なく、とりすぎが問題となることのほうが多くなっています。脂肪は、とるエネルギー全体の20～30%となるのが目安です。脂肪の一種である不飽和脂肪酸のうち、エイコサペンタエン酸（EPA）、ドコサヘキサエン酸（DHA）、α-リノレン酸などのn-3系脂肪酸（ω-3脂肪酸）は、動脈硬化を予防する効果があると考えられ、これらを含む魚は、重要な栄養源です。

　炭水化物のうち精製された砂糖（ショ糖）、ブドウ糖、果糖は吸収は良いのですが急激に血液の中の濃度が上昇し、体に沈着しやすく、ほどなく消失します。でんぷんはブドウ糖が重なってできているため、消化・吸収に時間を要しますが、長時間血中濃度が保たれます。このため空腹になりにくく、とりすぎになりにくい特質があります。

塩分のとり方

　最近では、塩分のとりすぎに注意が払われるようになっています。塩分のとりすぎは体の水分を多くし、血圧を上げます。血圧の上昇は動脈硬化を進行させ、脳血管や心臓の血管（冠動脈）をつまらせたり出血させたりする危険があります。塩分が多い食事、すなわち濃い味に慣れると、いつも塩分の多い食事をとる習慣がついてしまいます。子どものうちから適切な塩分の薄味の食事をとることにより、大人になってからも塩分のとりすぎを防ぐことができます。

3 食環境を見直そう

Point

1 冷蔵庫の普及や保存技術の進歩、コンビニエンスストアの普及などは、食糧の保管や購入を容易にし、空腹でなくても食品を口にしやすい環境をつくった。
2 現代は、各自が適切に食事を摂取するための知識と自覚を持つことが必要な時代。
3 肥満やメタボリックシンドロームの予防には、早食いや大食い、朝食抜きをせず、規則正しい生活習慣を身につけることが大切。

身近に食べ物があふれていませんか？

今でもアフリカなどの発展途上国や紛争地域などでは、食糧不足や子どもの栄養失調が少なくありません。それ以外の多くの国々では、食糧の供給が十分になり、過剰なことも少なくありません。その結果として栄養不足は少なくなりましたが、エネルギー摂取が多くなる危険があります。冷蔵庫の普及、食品の保存技術の進歩、大型店舗での大量販売などは、生活を便利にした反面、常に食品に接している環境をもたらし、空腹でなくともストレスや手持ち無沙汰などの理由で、食品を口にすることを可能にしました。コンビニの普及も常に食品を手に入れられる環境をつくりました。各自が食事摂取を適切に行う知識と自覚が必要な時代になってきました。

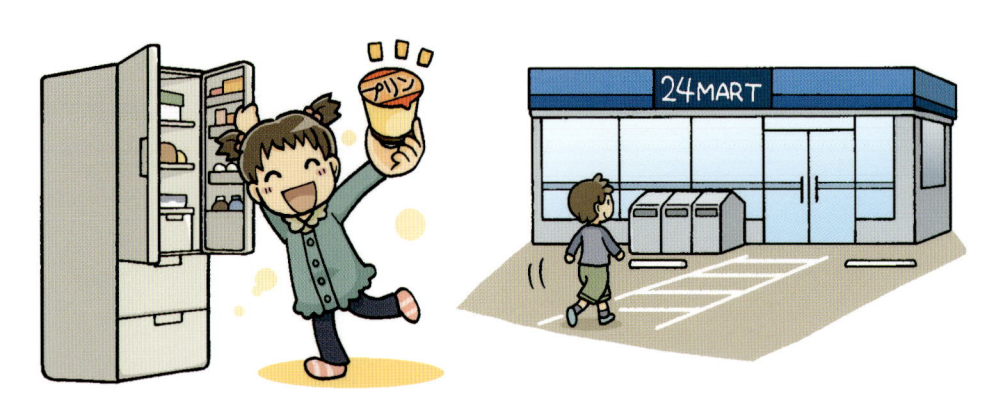

メタボにならないための食事の仕方

　一度に大量の食事をとる、いわゆる「大食い」は好ましいことではありません。運動をした後などに食事の量がそれに見合った分だけ増えるのは、バランスのとれた増加と言えます。しかし、例えば「朝食抜き」でその後に昼食や間食を大量にとるのは、望ましくありません。朝食をとらないとエネルギーが十分に体に行き渡らず、完全に目覚めのスイッチが入ったとは言えません。体も心も午前中の活動が不十分で、エネルギーを使わない生活になりがちです。勉強も運動も、知らず知らずに持っている力を十分に出し切れていないことが少なくありません。その反動で一度に大量に食事をとると、余ったエネルギーが体に蓄えられやすくなります。

　もうひとつの好ましくない食べ方に「早食い」があります。食事をよくかまないと、消化が十分になされないだけでなく、大食いにつながります。脳の食欲調節をしている中枢は、食べ物を食べて胃に到達し吸収が始まったことなどを感知して、食欲を低下させ満腹で食事を終わらせる役割を持っています。あまり早く食べると、その機能が働く前に大量に食べすぎてしまうわけです。30回かむ、楽しく会話をしながら食事をするなどは、食べすぎをしないためにも効果的です。「ながら食べ」も食事が不規則になりがちで、十分に食事をしないでやめたり、また不必要に多く食べたり、食事のバランスを崩しがちになります。家族との会話も途切れて、自分だけの勝手な行動をしているのと同じことと言えるでしょう。

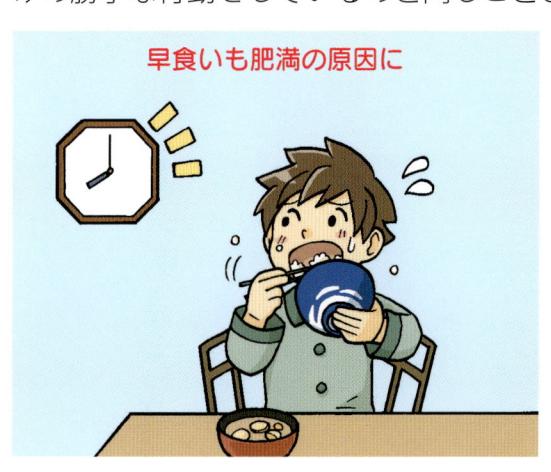

早食いも肥満の原因に

　最近では、一人だけで食事をする「孤食」と呼ばれる現象が注目されるようになりました。以前は家族の人数も多く、子どもが一人で食事をすることはあまり多くありませんでした。兄弟姉妹の人数が少なくなり、両親とも外での仕事をしている家

庭が多くなってきたことから、一人で食事をとる子どもが増えてきました。一人の食事は、あまり食べなかったり抜いたりすることにつながりやすく、ながら食べになることもあります。会話の相手がいないのであまり楽しくなく、早食いにもつながりやすくなります。家庭の事情により、一人で食事をすることが避けられないこともありますが、可能であれば家族とともにゆっくり食事をとることは、お互いのコミュニケーション、そして精神的な理解やつながりからも望ましいものです。肥満やメタボリックシンドロームの予防のためにも、いつも一人の孤食状態を続けないように注意すべきでしょう。

「間食」のとり方に注意することは、健康的な食生活に結びつきます。3度の食事は通常は親が準備してくれます。けれど間食は子どもが選ぶ可能性も高いので、子どもの知識が重要になってきます。運動をした後などは、当然適当量の間食は必要です。ただ中心はあくまで3度の食事で、間食はその間をつなぐ栄養補給になります。炭水化物と水分が間食の主体になります。水分不足の場合には十分に水を補給するべきですが、そのときに糖分を含んだ水（清涼飲料、ジュースなど）をとると、糖分のとりすぎにつながります。水分不足なのかエネルギー不足なのかを考え、とり方を考えましょう。水分不足が中心なら水やお茶などを、運動が強くエネルギーも不足気味であれば、一部スポーツ飲料などを交えて補給していきましょう。

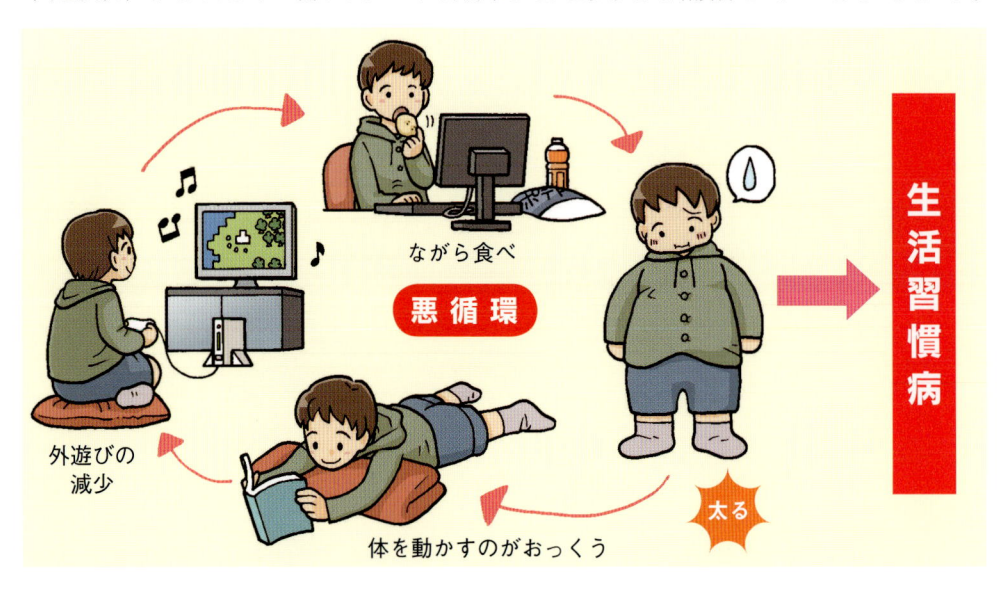

ながら食べ

悪循環

外遊びの減少

体を動かすのがおっくう

太る

生活習慣病

夜食は肥満になりやすい

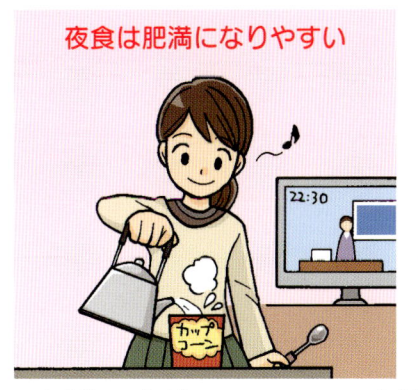

次の食事までの時間を考えるのも重要です。1時間以内であれば最小限に抑え、2時間以上あればいくらかのエネルギーを交えて補給するのがよいでしょう。砂糖や脂肪の多いケーキなどを習慣的にとるのは避け、休日などの特別な日の楽しみに残しておきましょう。

食事の時間をできるだけ規則的にするのもポイントです。勉強や課外活動、親の都合などで、特に高学年になると規則的な食事が難しいこともあります。しかしながら、基本的な食事の時間は各自が考えておくべきです。大食い、早食い、孤食などは、食事が不規則になることでより大きな問題となってきます。どんなに望ましい食事内容や食事指導であっても、食事時間が不規則であると実現しにくくなってしまいます。望ましい生活習慣をつくっていくためには、まず食事を規則的にすることが効果的です。まず食事時間という柱をつくり、その他の勉強や娯楽の時間割を当てはめていきます。

睡眠不足は肥満の原因に挙げられます。睡眠時間が短いと肥満になりやすいことが次第にわかってきました。夜型の生活では朝の起床が遅くなり、朝食抜きのパターンになりやすいものです。「夜食」が多くなることも理由のひとつに挙げられています。夜食は、食べた後にすぐ寝ることとなり、ほかの時間の食事のように活動で消費されることなく体にエネルギーをためやすくなります。

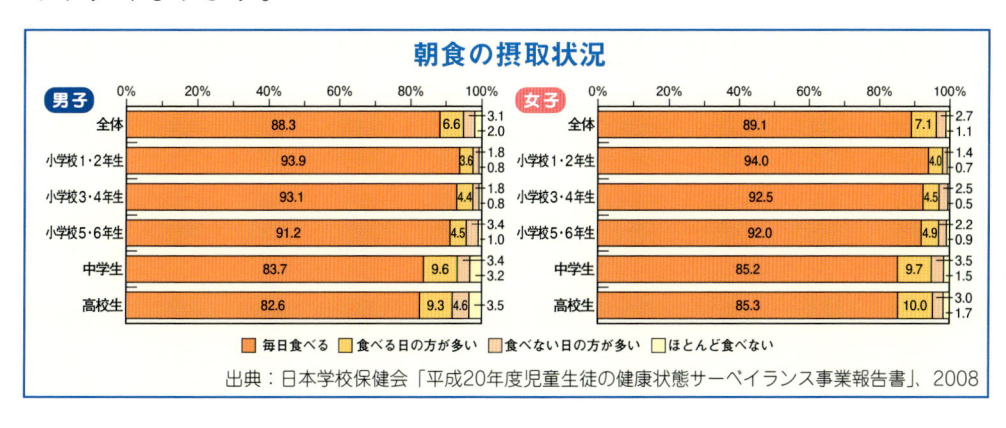

朝食の摂取状況

男子

	毎日食べる	食べる日の方が多い	食べない日の方が多い	ほとんど食べない
全体	88.3	6.6	3.1	2.0
小学校1・2年生	93.9	3.6	1.8	0.8
小学校3・4年生	93.1	4.4	1.8	0.8
小学校5・6年生	91.2	4.5	3.4	1.0
中学生	83.7	9.6	3.4	3.2
高校生	82.6	9.3	4.6	3.5

女子

	毎日食べる	食べる日の方が多い	食べない日の方が多い	ほとんど食べない
全体	89.1	7.1	2.7	1.1
小学校1・2年生	94.0	4.0	1.4	0.7
小学校3・4年生	92.5	4.5	2.5	0.5
小学校5・6年生	92.0	4.9	2.2	0.9
中学生	85.2	9.7	3.5	1.5
高校生	85.3	10.0	3.0	1.7

出典：日本学校保健会「平成20年度児童生徒の健康状態サーベイランス事業報告書」、2008

どんなものを食べるか

　まず、偏食の解消が重要事項です。偏食があると、この食品が必要だと感じたとき、そしてどんなに適切な栄養指導を受けたときにも、それをうまく実行することができません。赤ちゃんのころは母乳・ミルクだけしかとりませんし、小学校に入る前はまだ食べるのが苦手な食品が少なくありません。中学校を卒業するころにはかなり多くの物を食べられるようになるわけで、子どものころからの進歩と言えるでしょう。

　しかし、食べられない食品を多く残しておくと、栄養素の偏りが生じます。早いうちに偏食をなくしておくことは一生の宝となるでしょう。

　成長期の子どもにとってたんぱく質は重要な栄養素です。最近では肉類は好きだが魚や大豆製品などは苦手という子どもをよく見かけます。これらをバランスよくとれるように習慣づけることが大切です。西洋型や中国型の食事のほかに日本食にも慣れておき、バラエティーに富んだ食生活にすることは、楽しく、また栄養的にも良い結果が得られます。

　炭水化物の中では砂糖類が多くなる場合もありますが、米飯をはじめとするでんぷん類をうまくとってゆきましょう。味の濃すぎる食塩の多い食事や脂肪の多い食事の習慣を改め、薄味で脂肪を多くしすぎない食事を心がけましょう。

糖分・塩分・脂質をとりすぎると……

糖分の多い食品	塩分の多い食品	脂質の多い食品
チョコレート、クッキー、あめ、アイスクリーム、清涼飲料、菓子パン（甘い物）、まんじゅう、ドーナッツ、プリン、など。	スナック菓子、フライドポテト、せんべい、カップラーメン、カップ焼きそば、調理パン、珍味、など。	スナック菓子、フライドポテト、ハンバーガー、フライドチキン、揚げパン、ドーナッツ、ピザ、カップラーメン、クッキー、など。
⬇	⬇	⬇
糖分の多い食品をとりすぎると肥満を招くおそれがあります。糖尿病をはじめ、脂肪肝などにも注意が必要です。また、むし歯の原因にもなります。	塩分の多い食品をとりすぎると、高血圧をはじめとして、胃がん、脳血管障害などを招くおそれがあります。	脂質の多い食品をとりすぎると、肥満を招くほか、高脂血症、脂肪肝、胆石症、大腸がんなどの危険性を高めます。

4 食生活の改善を行う際の注意点

Point

1. 子どもの成長や発達を妨げるような栄養制限をしてはならない。
2. 特に気をつける栄養素は、たんぱく質、カルシウム、ビタミンなど。

成長・発達を妨げない

　子どもの食事を考えるときに最も大切な注意点に、成長・発達に悪い影響を与えないようにすることがあります。子どもの時期は、大人とちがって、体が毎日少しずつ変化しています。成長とは体が大きくなることで、身長や体重が毎回の検診で増えてゆくことです。一方、体の働き、すなわち歩いたり走ったりする運動能力や、知能などの進歩を発達と言います。
　成長や発達が順調に進むためには、各種の栄養素が十分に満たされている必要があります。食事療法は、正しく行わないと成長発達に影響が出る場合があります。余分な摂取エネルギーを減らそうとして、体の成長発達に必要な栄養素の不足にならないようにしましょう。ポイントは、たんぱく質、カルシウム、ビタミンなどの栄養素に注意することです。脂肪は各種の食品に少なからず含まれているため、ふつうは不足しにくい栄養素です。

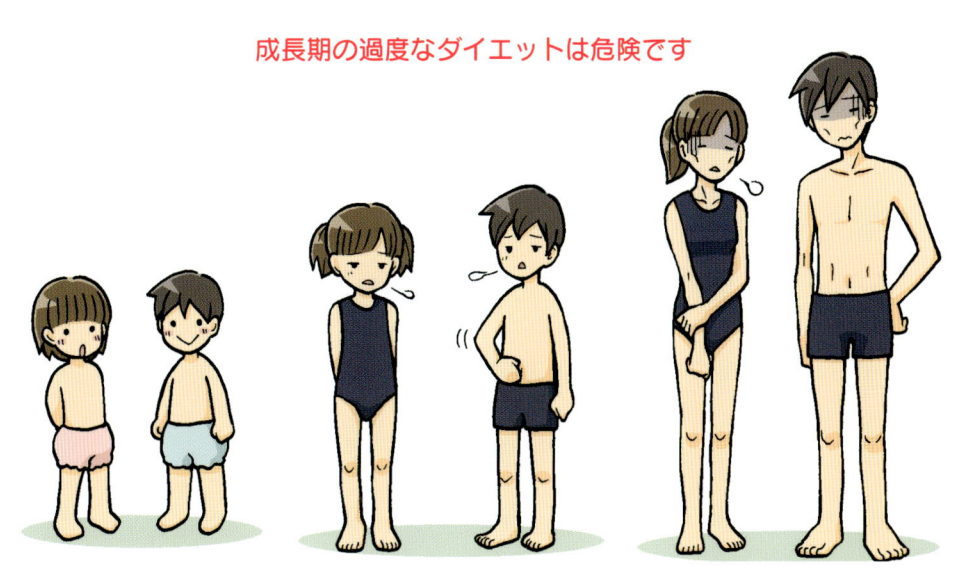

成長期の過度なダイエットは危険です

【コラム】リバウンドはどうして起こるの？

　食事療法などで体重がいったん減った後、また増加してもとの体重に戻ってしまうことをリバウンドと言います。頑張って減量しても、ほどなくもとに戻ってしまうリバウンドが生ずると、やる気をなくし、せっかくの努力が水の泡となることも少なくありません。

　リバウンドはなぜ起こるのでしょうか。努力不足、根性が足らないなどと周りから言われることもあるかもしれませんが、ヒトの体はリバウンドしやすいことを知って、その対策を立てることが成功の鍵になります。敵、すなわちリバウンドの正体を知る必要があります。

　ヒトは太古の昔から飢餓、食糧不足の中を生き延びてきました。食事を1回抜くことは体にはよくありませんが、生命が危険となるわけではありません。天候不順による飢きんや、戦乱などで食糧不足になっても何とか生き延びていけるのは、体の中に、一時的に栄養が不足して体重が減ってもそれを取り返すシステム（すなわちリバウンド）があるからです。

　食事をとらないでいると空腹感が出てきます。食事をとると満腹を感じ食事が終わります。これをコントロールしているのが脳の空腹中枢と満腹中枢です。脳の中には血液のブドウ糖濃度を感知して食欲をコントロールしている神経受容体があります。

　血液の中のブドウ糖などの濃度以外に、脂肪量も食欲と関連します。脂肪細胞はエネルギー貯蔵の役割以外に、いくつかのホルモンを分泌することがわかってきました。そのひとつレプチンは、脂肪細胞が増えると分泌量が増え、脳に働き食欲を抑えます。反対に食糧不足やダイエットなどで体の脂肪量が減ると、レプチン濃度は低くなり、その情報は脳において食欲を高める働きがあります。

　このように体の中には、減った体重をもとに戻す装置がいくつかあることを知ったうえで、食事や運動の計画、その効果の確認をする必要があります。

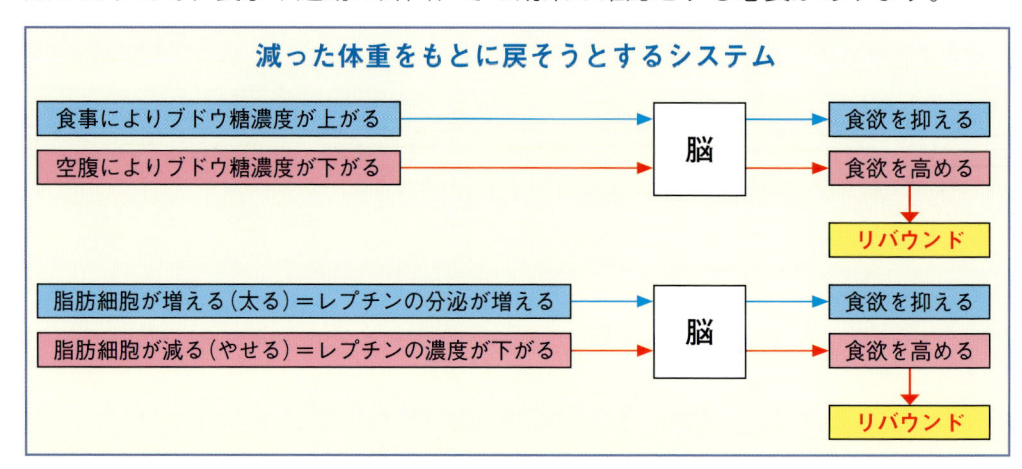

減った体重をもとに戻そうとするシステム

	→ 脳 →	
食事によりブドウ糖濃度が上がる		食欲を抑える
空腹によりブドウ糖濃度が下がる		食欲を高める → リバウンド

	→ 脳 →	
脂肪細胞が増える（太る）＝レプチンの分泌が増える		食欲を抑える
脂肪細胞が減る（やせる）＝レプチンの濃度が下がる		食欲を高める → リバウンド

第 4 章

運動習慣を見直そう

1 運動を始める前に

Point

1. 子どものころから運動習慣を身につけておくことが、一生にわたって健康を保つ鍵になる。
2. 運動は、適切に行いさえすれば、成長や発達への悪影響がない。
3. 軽度の肥満の解消や肥満予防を目的とする場合は、運動療法を中心とする。

運動の大切さ

　肥満やメタボリックシンドロームの治療や予防にとって、運動は極めて重要です。現代の子どもたちは、運動不足の傾向があります。これは子どもだけに見られるものではなく、多くの大人も同様です。現代の生活は自動車に乗ることが多く、運動する場所が少なく、勉強や仕事に忙しいなど、体を動かす機会が減ったのに対し、室内娯楽が多くなっています。子どもの時期から程よい運動習慣を身につけることは、一生の宝となります。スポーツの基本能力をマスターするためには、子どもの時期が大切です。キャッチボールやテニス、卓球などの球技を例に挙げるまでもなく、子どものときに一度慣れ親しんだスポーツ技術は、一生にわたって健康を保つ鍵になります。

運動習慣は一生の宝

　運動は、適切に行いさえすれば、食事療法で心配されるような成長・発達への影響がありません。また程よい運動は、心地良い爽快感をもたらし、精神的にも好影響が得られます。これは、運動をすると脳の中に幸福感をもたらす

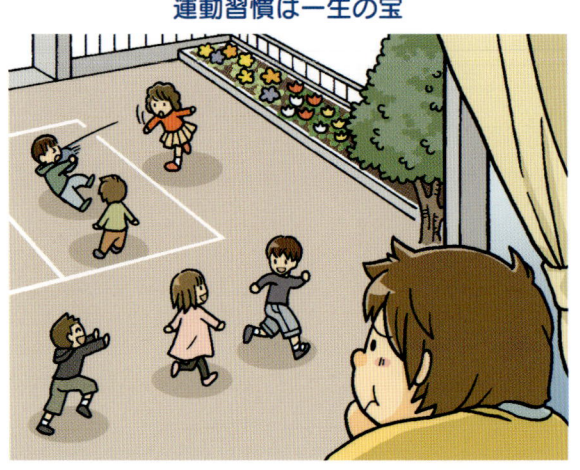

オピオイドと呼ばれる物質が増えるためです。

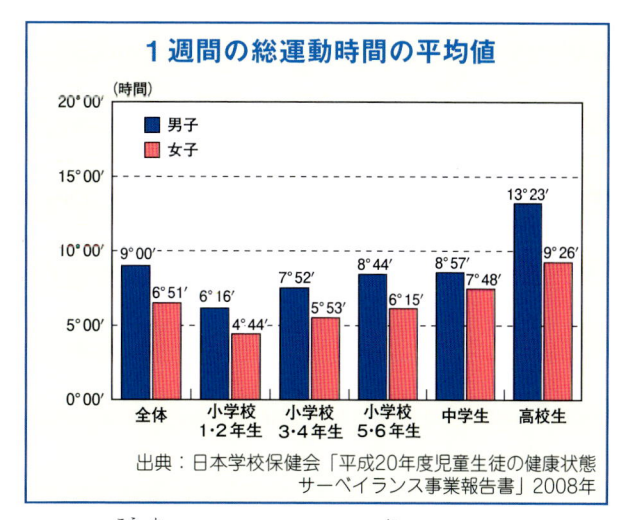

肥満の程度が強く、体重の増加が著しい場合には、足の関節や心肺機能への影響を考えて、まず食事療法を中心とする必要があります。肥満の程度が軽いときや、予防を目的とする場合には、運動療法を主体にすることが効果をあげるこつと言えます。

1週間の総運動時間の平均値

	全体	小学校1・2年生	小学校3・4年生	小学校5・6年生	中学生	高校生
男子	9°00′	6°16′	7°52′	8°44′	8°57′	13°23′
女子	6°51′	4°44′	5°53′	6°15′	7°48′	9°26′

出典：日本学校保健会「平成20年度児童生徒の健康状態サーベイランス事業報告書」2008年

メディカルチェック

肥満があるときやメタボリックシンドロームと診断される場合には、運動療法を行う前に、病院でメディカルチェックをしてもらいましょう。これは運動による捻挫などのアクシデントを防止するためと、その人にとって効果的な運動が何なのかを選ぶためです。

運動を急に始めると、骨や関節などに負担をかけます。特に足首や膝の関節を痛めることがあります。こうした危険性があると判断されれば、水泳や運動療法用バイクなどの、足に負担の少ない運動を取り入れればよいわけです。

肥満の人は、体の大きさに心臓や肺の機能が追いつかないこともあります。ランニングを選択したとしても、クラスメートより大きく遅れるような速度では、運動の強さが不十分なので、効果も少なく、また楽しくもありません。その場合は体重の減り方に合わせて、少しずつ運動を強くし、時間も長くしていくことで、より効果的な運動療法ができるようになります。

検査項目
① 身長・体重
② 体脂肪測定
③ 血液・尿検査
④ 胸部X線検査
⑤ 血圧測定
⑥ 安静時心電図検査

2 目的意識を持つ

Point
1. 肥満は、心にも大きく影響を与え、精神的なストレスとなる。
2. 肥満解消後の自分をイメージさせることは、肥満解消に効果がある。

肥満解消後の自分を想像してみよう

　肥満は、心とも深く関係があります。ある程度の強い肥満があると、気分がさえなかったり、持たなくてもよい劣等感を持つこともあります。このような精神的な負担はストレスとなり、食べることで気を紛らわせがちになります。そして、また肥満が進行するという悪循環にはまり込んでしまうことが多くなります。

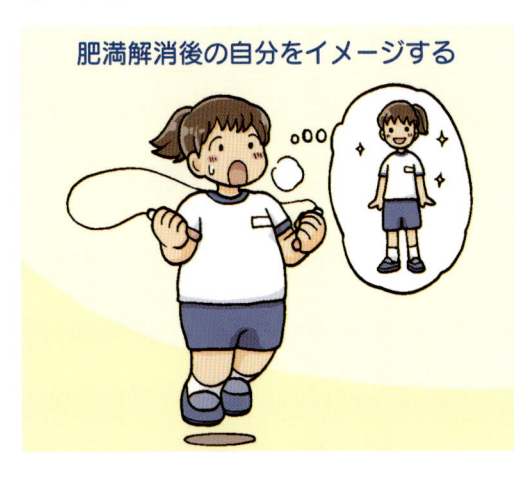

　この悪循環を断ち切るにはどうすればよいでしょうか。食事療法や運動を頑張ることで体重が少しずつ減り出すと、精神的な負担が軽くなっていくことも少なくありません。これにより、また食事制限や運動が頑張れる良い循環が生まれてきます。検査で異常の出るような肥満症の人でも、体重が3～5kg程度減るだけで、検査値が良くなることがよく見られます。

　もうひとつのポイントとして、体重が減少し、検査結果や運動能力、気分や外見などが変わってゆく自分をイメージすることも効果があります。特に自分の容姿が気になり出す小学校高学年以上では、体重が減ったときの自分を想像しモチベーションを上げるのも方法のひとつです。ただ深刻にならずに気楽に想像させたいものです。あまりイメージが先行すると、焦りや不満足のもとになってしまいます。あくまで楽しく一生懸命に取り組むようにしましょう。

肥満解消後の自分をイメージする

3 どんな運動をすればよいのか

Point
1. 有酸素運動は、体の脂肪を燃焼させて減少させるのに有効。
2. 無酸素運動は、あまり脂肪を分解しないため、肥満やメタボリックシンドロームには、効果的とは言えない。
3. 筋肉を鍛え筋肉量が増すと、基礎代謝量が増加し減量に効果的。

人によって、適した運動は異なる

　肥満やメタボリックシンドロームの子どもには、どのような運動が適しているのでしょうか。各自の状態に合わせて選ぶことで、効果的な運動ができます。運動の種類には大きく分けて3つあります。それは、有酸素運動、筋肉を鍛える運動、ゲーム的な運動です。

　有酸素運動は、体についた脂肪を燃やすのに適した運動で、肥満対策の中心的な運動です。これは呼吸をして酸素を吸い続けながら行う運動で、軽いランニング、ゆっくりした水泳、早足で歩くこと（速歩）、やや強めの

消費エネルギーの計算の仕方

　運動によって消費されるエネルギーの量を、以下の式で求めることができます。ただし、これは簡易的な換算式ですので、正確なものではありません。ひとつの目安として参考にしてください。

簡易換算式
エネルギー消費量＝1.05× メッツ※ × 時間（h）× 体重（kg）

※メッツ（METs）：座って安静にしている状態を1メッツとして、その何倍かを表す活動の強さの単位。活動内容ごとのメッツは、次の表をご覧ください。

メッツ別の活動内容

メッツ	活動内容	メッツ	活動内容
1.0	安静にする、静かにすわって（寝転がって）テレビを見る	4.0	ストレッチ、卓球、自転車に乗る16km／時未満
1.5	読書、手芸、編み物、入浴、食事	5.0	ソフトボール、野球、ドッジボール
2.0	着替え、身じたく（歯みがきなど）、洗濯物を洗う（しまう）	6.0	バスケットボール、なわとび
3.0	ボーリング、歩行60～70m／分、掃除	7.0	サッカー、ジョギング、テニス、水泳、スキー

出典：「健康づくりのための運動指針2006」及び「Energy costs of physical activities in children and adolescents.」（Harrell J.S.等「Med Sci Sports Exerc 2005」より）のデータを使用。
＊表中の値は、活動中の値を示したものであり、休憩は含まない。また、スポーツについては公式の試合ではなく、レクリエーションで行う程度の運動量を基準にしている。

43

メタボリックシンドロームの予防・改善のための運動

第1段階	有酸素運動	ウオーキング、軽い体操、水中歩行、ゆっくりした水泳、ほか	必要に応じて、ゲーム的な運動を組み合わせる
第2段階		速歩、ジョギング、水泳、自転車こぎ、ほか	
第3段階（上記の運動に加える）	筋肉を鍛える運動	腹筋・背筋運動、腕立て伏せ、スクワット、ダンベル運動、ほか	

体操などが代表的なものです。運動するときのエネルギーのもとは炭水化物（グリコーゲン）です。グリコーゲンは、ブドウ糖がたくさん結びついてできています。筋肉や肝臓などに蓄えられているグリコーゲンは、運動のときに分解されてブドウ糖になります。

有酸素運動では、これに加えて脂肪も分解され、エネルギーとして使用されます。すなわち、有酸素運動は、体の脂肪を減らすのに適した運動と言えます。体の脂肪は分解され、遊離脂肪酸として血液の中に放出され、TCAサイクルと呼ばれる経路によりエネルギーが生み出されます。この過程は「脂肪を燃やしてエネルギーにする」と表現されます。有酸素運動は英語ではエアロビック運動と呼ばれます（我が国では音楽に乗った体操などを指して用いられることが多いようです）。1日1時間程度の有酸素運動を、週3日ぐらい行う習慣を身につけたいものです。

有酸素運動の反対は無酸素運動です。短距離の全力疾走などが代表的なものです。このとき人は、呼吸をせずにグリコーゲンの分解だけを行い、エネルギー源としています。体の最大能力を高めるためには良い運動ですが、あまり脂肪を分解しないので、肥満やメタボリックシンドロームに効果的とは言えません。

速歩（有酸素運動）
- まっすぐ前を見て
- 背すじを伸ばす
- 腕を大きく振って
- 水分補給を忘れずに！
- ウオーキングシューズをはく

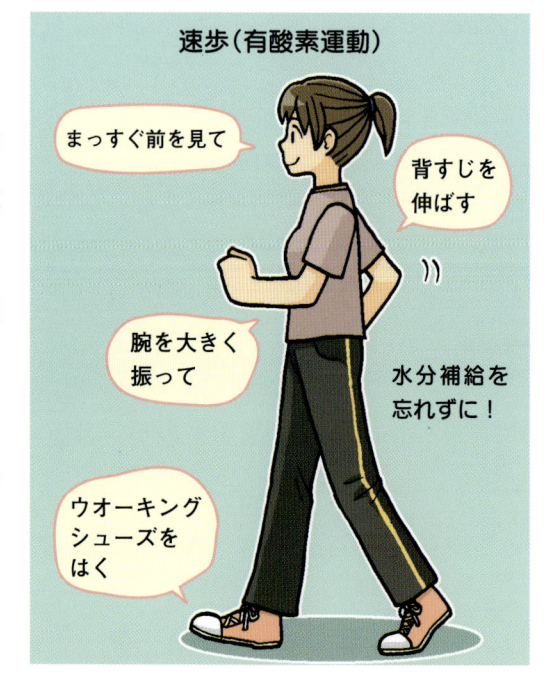

次に、筋肉を鍛える運動（レジスタンス運動）です。これは、ダンベル運動、スクワット、腕立て伏せなどが代表的なものです。筋肉に重さなどの負担をかけることにより、筋肉の強さや量が増えます。肥満の子どもたちの中には、脂肪は多いが、筋肉のひ弱な子どもたちもいます。大相撲の力士や重量挙げのオリンピック選手などは、脂肪も多いのですが筋肉も多く持っています。

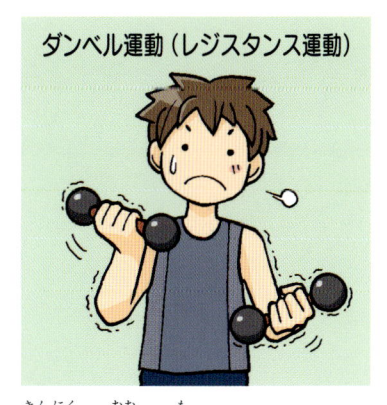

筋肉量が多いとどのような利点があるのでしょうか。そのひとつは基礎代謝量の増加です。基礎代謝とは、安静にしていても、呼吸をしたり、心臓を動かしたりすることなどに使われる、生きていくのに必要なエネルギーのことです。筋肉量が十分にないと基礎代謝も低くなりがちで、十分な筋肉を持っている人に比べ、安静時のエネルギー消費が少なくなります。

もうひとつの利点は、十分な強さの運動ができるようになることです。脂肪を燃やすためには有酸素運動が適していることは、はじめに述べた通りですが、例えばランニングをある時間続けるためには、ある程度の筋肉の強さが必要です。ダンベル運動や、ストレッチをした後に筋肉に一定時間負荷をかける運動をすることなどは、子どもの筋肉を強くするために効果的な運動です。

太っている子どもたちは、自ら進んでスポーツや運動系の遊びをやらないことが少なくありません。その理由は、スポーツの技術が身についていない、体力がない、運動の楽しさを味わったことがない、などが挙げられます。このため、まず運動の楽しさを知らしめるための、体を動かす遊び（ゲーム的な運動）を多く取り入れることが勧められます。それから、本格的な有酸素運動やレジスタンス運動へと発展させてゆきます。

運動の基本技術や反射的な運動は、子どものときに習得され、大人になってからではなかなか身につかないものです。子どものときに覚えたスポーツの技術（スキル）は、一生にわたってその人の健康管理に大いに役に立ちます。

継続することが大切

運動のポイントのひとつに、続けて行うことが挙げられます。2～3日では効果は上がらないのは当然です。途中でやめてしまっては、リバウンド（もとに戻ってしまう）を起こす原因になります。3～6か月の継続はぜひ必要です。1週間で0.5kg程度の体重減少があるときには、1か月で2kg程度の低下が期待できます。3か月継続すれば、数kgの体重が減る計算になります。

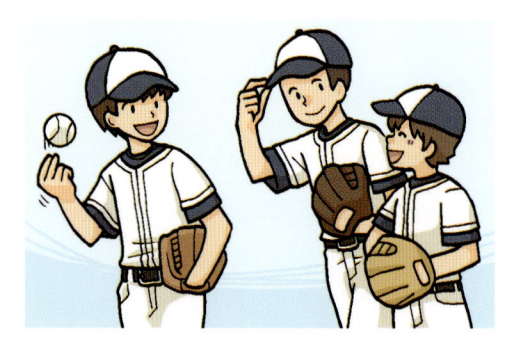

友人と一緒に行うと長続きしやすい

継続するためのポイントのひとつに、生活の予定表をつくることが挙げられます。起きる時刻、寝る時刻、食事や勉強の時間のほかに、ぜひ運動の時間を入れてみてください。「時間が余ったら運動に回そう」では、実際にはなかなか運動の時間は生み出されません。ただ、計画の段階ではついあれもこれもと入れて、実際に行うのが難しいものをつくりがちで、「計画倒れ」になることもあります。2週間くらい試してみて、より行いやすい予定表をつくり上げていきましょう。

もうひとつのポイントに、継続しやすい種目を選ぶことが挙げられます。自分の好きなスポーツや、友人や家族などと一緒にできる運動は、楽しく、また周囲の人とともに長続きしやすくなります。室内の運動を選択する場合には、音楽を聴きながら、またはテレビを見ながら行うことで、楽しく続けることができます。

最近は、運動しながら行うゲーム機が発売されています。これは必ずしも十分な運動ではなかったり、ゲームをやる時間が多くなりすぎたりする危険もありますが、運動に親しむ習慣をつくるうえでは役に立つこともあります。

運動の習慣は、多くなりすぎた体重を減らすために有効ですが、健康な体をつくるためには、適当量の運動やスポーツは一生にわたって重要です。

4 運動を行う際の注意点

Point
1 まずは軽めの運動から始め、体に負担をかけないようにする。
2 持病がある場合には、事前に主治医の診断を受けておく。

まずは軽めの運動から

　減量のために運動を始めるときは、まず軽めの運動を選ぶのが重要です。体重が増加している人は多くが運動不足の状態であり、いきなり効果的だからと、強い運動を行うのは無理があります。肺などの呼吸器、心臓や血管などの循環器、骨や筋肉などの運動器が、強い運動に耐えられる状態になっていないのがふつうです。したがって軽い運動と食事療法との組み合わせを中心としてスタートします。

　水泳は膝や足首の関節の負担が少ないので、体重の多い子どもたちにとっても良い運動と言えます。肥満の子どもたちは脂肪が多く、このため水に浮きやすいので、楽しく有効に運動することができます。適当な強さで行えば、多くは有酸素運動であることから、脂肪を燃やしてエネルギーに変え、体の脂肪を減らすことになります。

　早足で歩くこと（速歩）も良い運動ですが、はじめの1～2週間はゆっくりな速度で開始します。30分～60分続けられるか、呼吸や心臓、そして関節・筋肉などに影響が出ないかを注意し、OKなら運動を強めていきます。強さの目安としては軽く汗ばむ程度、やや呼吸が速くなる程度が望ましい強さです。脈拍数は1分間に120以上であれば、子どもにとっても十分な強さの運動であると言えます。

　くれぐれも一度に強さを上げすぎて、

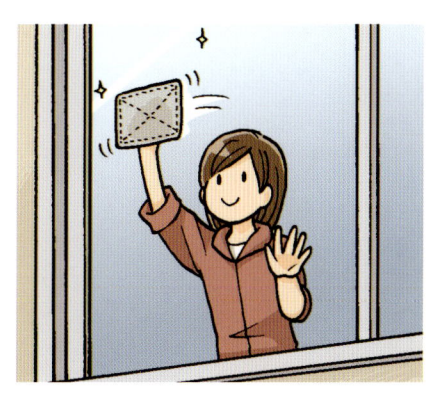

家の手伝いから始めてもOK

体がそれについていけず、最後は運動をやめてしまうということのないように、徐々に強さを上げていきましょう。

体調や持病に注意する

　有酸素運動は、多くの子どもたちに可能な運動です。しかし、何らかの病気を持っている子どもたちにとっては、ときに注意が必要です。学校の体育ができる場合には、多くは体重を減らすための運動も可能です。何らかの持病があるときは、医師に運動についての注意事項を聞いてください。

　心臓病は、運動時の注意が必要な代表的な病気です。多くは生まれつきのもので、赤ちゃんの時期に発見されますが、学校の心電図検診で気づかれることもあります。心筋の病気、川崎病、不整脈のある場合、全くふつう通り運動してよい場合と、厳重な注意が必要な場合までありますので、医師の診断が必要です。

　喘息がある場合は運動で発作が起こることがあります（運動誘発性喘息）。しかしながら運動が可能な場合は、むしろ運動が呼吸筋や肺の働きを高め、発作を起こしにくくする効果があります。この判断には、医師の診察を受けるのがよいでしょう。

　このほかにも運動に当たって注意が必要な場合がありますが、学校の体育が可能であれば、通常の肥満のための運動は可能と考えてよいでしょう。

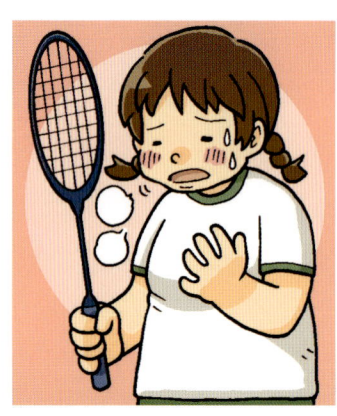

持病がある人は、必ず医師の診断を受ける。

第5章

生活習慣を改善しよう

1 睡眠不足とメタボリックシンドローム

Point

1. 睡眠不足の状態では、午前中の活動が不足し、エネルギー消費が減って、肥満につながる。
2. 睡眠不足は、ホルモンの分泌や精神状態にも影響を与える。
3. 睡眠習慣を正すためには、まず、早く起きることから始める。

寝ないと太るって本当？

最近、睡眠と肥満の関連が研究され、その関係が明らかになってきました。子どもの生活習慣の標語として「早寝、早起き、朝ごはん」を耳にすることも多くなりました。

睡眠時間が短いと、体重が増える傾向があることが証明されつつあります。その理由はいくつか挙げられています。睡眠時間が短いと朝寝坊の傾向になり、特に午前中の活動が不活発になって、エネルギー消費が少なくなります。朝ごはんを適当な量とると、体の活動が活発となり、昼間の生活のためのスイッチが入った状態となります。

また、朝ごはんを抜くと、結局はその他の昼食、夕食、おやつなどの量が増えてきます。一度に多く食べると栄養素のバランスも崩れがちになります。これに加え、生活全般のリズムが不安定になってしまいます。

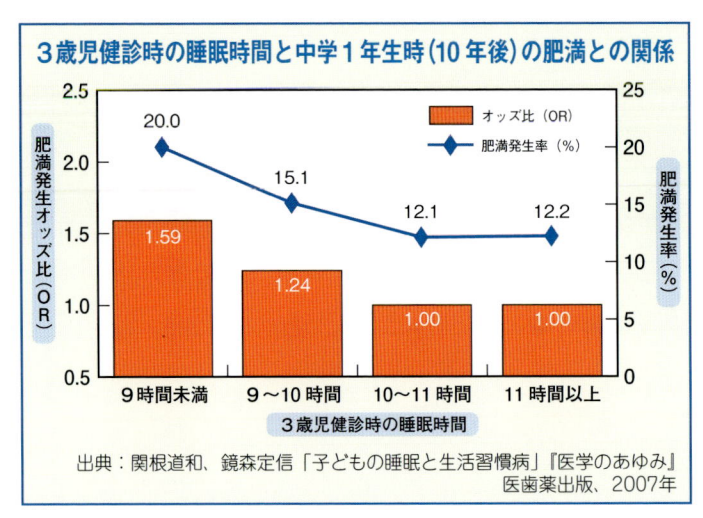

睡眠は体を休める時間ですが、脳の中では、昼間とは別の活動が起こっています。例えば睡眠は、

3歳児健診時の睡眠時間と中学1年生時（10年後）の肥満との関係

3歳児健診時の睡眠時間	オッズ比(OR)	肥満発生率(%)
9時間未満	1.59	20.0
9〜10時間	1.24	15.1
10〜11時間	1.00	12.1
11時間以上	1.00	12.2

出典：関根道和、鏡森定信「子どもの睡眠と生活習慣病」『医学のあゆみ』医歯薬出版、2007年

約1時間半の周期でレム睡眠と呼ばれる状態からノンレム睡眠と呼ばれる状態になり、一晩でこのパターンが数回繰り返されています。ホルモンにも寝ているときに活発に分泌されるものがあります。成長ホルモンは、レム睡眠に関連して大量に分泌され、身長の伸びる子どもの時期、大人になる前の思春期には、大人より多量の分泌が見られます。したがって睡眠時間が短いと、成長ホルモンの分泌が少なくなり、身長の伸びに影響が出ることもあります。

　日本人の子どもたちは、多くの外国の子どもたちに比べ、睡眠時間が短い傾向があるとの指摘もあります。これは勉強が忙しい、ゲームやテレビなどの時間が長いなどの理由も考えられます。睡眠時間が短いと勉強の質も低くなる危険性があり、一生懸命に勉強しても効果が上がらないことになってしまいます。体の機能にも影響が出て、体調を崩しやすくなります。睡眠不足は精神的な影響ももたらし、不安定感やイライラなどの心の変化を伴いやすくなります。これに加え、体重増加、肥満につながるとすれば、睡眠不足は体にとって重大な問題であると言えるでしょう。

規則正しい睡眠習慣を身につけよう

　それでは睡眠習慣を正しいものにするためにはどうすればよいのでしょうか。睡眠習慣の中には、就寝時刻、起床時刻、睡眠時間などがありますが、良質な睡眠を十分とるためには、早く寝ることと早く起きることが必要です。これらのうち、どの順番で取り組むのがよいでしょうか。どれも大切ですが、まずは早く起きることから頑張ると、その結果として早寝が楽に行えるようになります。この逆はなかなかうまくいきません。

　良い睡眠をとるための環境を整えることも重要です。昼間に適度の運動をすること、食事のリズムを整えることなどは、眠りにつきやすい条件をつくります。寝る前に、音楽や読書などで適度に静かな環境をつくり、精神的に安定した状態にすれば、スムーズな睡眠へと導かれます。睡眠は、心と体の健康にとって、極めて重要な役割を持っていることを再確認し、早寝・早起きを実践したいものです。

2 朝食欠食とメタボリックシンドローム

Point

1 朝食をとらないで栄養が不足すると、勉強や運動に力を十分発揮できなくなる。また、臓器を損なうなど不健康なやせとなることがある。
2 朝食の欠食を補うために、ほかの食事や間食の量が増えると、太る危険が増す。
3 生活リズムを見直し、朝におなかがすくような生活を心がける。

朝食欠食の弊害

朝ごはんを食べない原因のひとつが、夜ふかし・朝寝坊であることは前に述べた通りです。起きた直後はまだ体が睡眠のリズムを持っていますが、朝寝坊をすると、さらに食事をしないで学校へ行くことになってしまいます。ヒトの体はエネルギーを少ししかとらないと、それに合わせて少しのエネルギーで生きようとするようになります。その極端な例は、飢きんで農作物がとれないとき、そして病気としては神経性食欲不振症（拒食症）の場合です。このときは体温が下がったり、脈が少なくなったりして、少しでも「省エネ生活」をして、生き延びようとします。冬眠する動物は、運動にエネルギーを使わず、体温や脈を下げることで冬を越します。

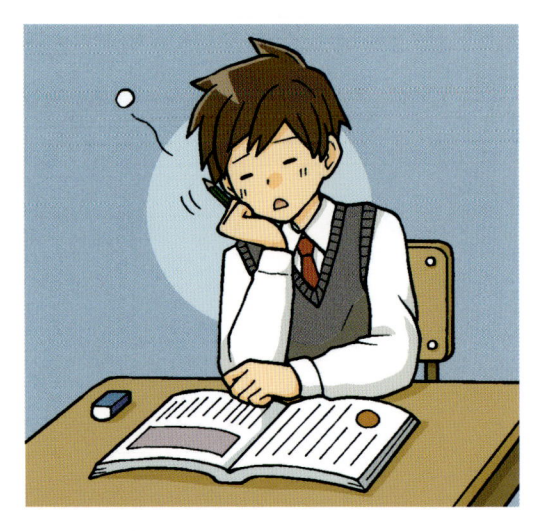

このように食事を十分にとらないと、エネルギーを十分に使わない省エネの傾向になりがちで、勉強や運動にもその人の持っている力を十分に発揮することができなくなります。

そして、この状態を乗り切るために、体に無理がかかります。有酸素運動のようにエネルギーを脂

肪組織からとるようにすれば、体脂肪が減り、体重も減少します。しかしながら食事をしないで、その代わりに内臓や体の組織からエネルギーを得ようとすれば、臓器を損なうこととなります。

一方、朝食の欠食を補うために、ほかの食事の量が多くなってしまうことがあります。体重を増やす方が有利な大相撲の力士の食事は1日2回。稽古をしてから朝食をとり、その後昼寝をするという生活を繰り返しています。夕食はともかく、間食や夜食が多すぎることは、栄養のバランスを崩すことになります。間食はどうしても砂糖や脂肪が多くなりがちで、たんぱく質やビタミン、食物繊維などが不足しがちになります。

朝食をとらないことは、太りすぎの危険を増やしたり、反対に不健康にやせさせたりしてしまいます。生活のリズムも乱れるので、子どもたちにとって好ましくありません。

朝おなかがすく生活リズムを身につけよう

朝食を抜いた生活は、生活リズムも全体に遅れがちになります。夜ふかしすると、どうしても夜食が多くなります。もしすぐに眠れたとすると、食べたエネルギーの使い道がないため、体に脂肪などとして蓄えられることとなります。これは肥満・メタボリックシンドロームにとっても大敵と言えるでしょう。

朝おなかがすくにはどうすればよいのでしょうか。

それは朝食だけではなく、一日の生活全体を見直すことに解決の糸口があります。食事、運動、そして勉強や余暇の過ごし方の全体のバランスを考えることが成功の秘訣です。小中学生は学校での生活はほぼ時間割が決まっていますので、それ以外の時間をどのように使っていくかが分かれ道になります。3回の食事と間食、1週間の運動目標、テレビやゲームの時間のコントロールなどが中心となります。

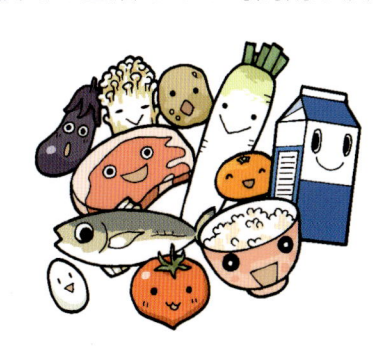

3 メディアやゲームとメタボリックシンドローム

Point
1. 長時間のメディア接触やゲームは、睡眠不足やながら食べによる余分なカロリー摂取をもたらし、肥満につながる。
2. 長時間のメディア接触やゲームは、視力の低下や姿勢の悪化、イライラ感など、体や心にも悪影響を与える。
3. メディア接触やゲームは、時間を決めて行う。

夜ふかしやながら食べにつながる

テレビなどのメディア、そしてゲーム機などは子どもたちの生活に大きな影響を与えます。テレビを例にとれば、今やニュースなどの情報源の中心です。アニメ、ドラマ、音楽、お笑いなど娯楽においても大きな役割を果たしています。しかしながら適切に付き合わないと、子どもたちの生活を乱すことになります。

ゲームも子どもたちの楽しみになっています。ほとんどの子どもたちが、ゲーム機を使って、何らかの室内遊戯を行っているでしょう。これも時間をかまわずに行うと、いくつかの困った問題を起こします。

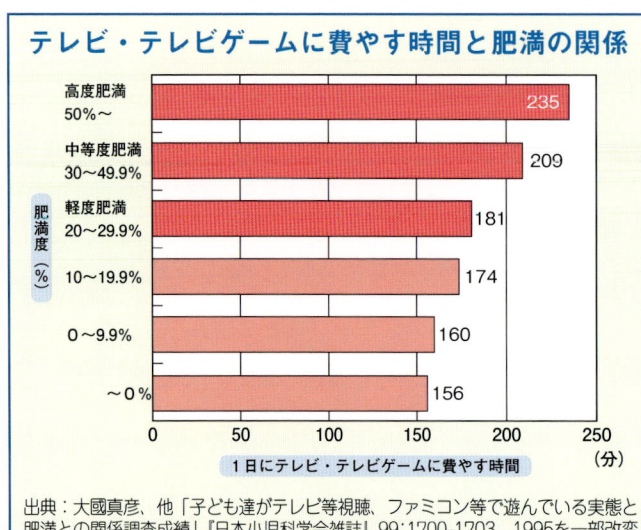

テレビ・テレビゲームに費やす時間と肥満の関係

肥満度(%)	1日にテレビ・テレビゲームに費やす時間(分)
高度肥満 50%〜	235
中等度肥満 30〜49.9%	209
軽度肥満 20〜29.9%	181
10〜19.9%	174
0〜9.9%	160
〜0%	156

出典：大國真彦、他「子ども達がテレビ等視聴、ファミコン等で遊んでいる実態と肥満との関係調査成績」『日本小児科学会雑誌』99:1700-1703、1995を一部改変

まず時間の不規則さが挙げられます。テレビやゲームの時間が長くなると、勉強や睡眠の時間が不足したり、夜ふかしになりかねません。早寝・早起きは難しくなってしまいます。テレビが面白く、宿題をやるのが遅くな

り、寝る時刻が遅れがちになることもよくあります。ゲームに熱中するあまり、なかなか寝つかれないことがあります。これではゲームやテレビを楽しんでいるのではなく、テレビやゲームに支配されていることとなります。

　もうひとつの問題は、ながら食べをしてしまい、間食が多くなる恐れがあることです。勉強をしながらですと、おやつはそれほど多くは食べられませんが、テレビを見ているときは、欲しくなれば簡単に間食をとることができます。本当はおなかがすいていなくても、テレビ画面に出てくるおいしそうな食品を見ると、思わず欲しくなってしまいます。運動した後におなかがすくのは、エネルギーを使った体にとって自然の結果であり、バランスのとれた食事でこれを補うことは必要なことです。しかし、テレビやゲームはエネルギーをあまり消費していないので、この際の間食は、しばしば余分なエネルギー摂取となり、肥満につながります。まして夜遅くの夜食は大敵です。

　ゲームやテレビなどの画面を見る娯楽は、体自体の健康にも好ましくないことがあります。視力の低下、姿勢が悪くなり背骨の形やふだんの姿勢などにも悪影響を与える、精神的にイライラしたり緊張が強くなりすぎたりして気分転換のはずがストレスを高めることになってしまう、などといったこともあります。

メディア接触は時間を決めて

　それではテレビやゲームは一切禁止でしょうか。子どもたちの楽しみを全部取り上げるのは難しいでしょう。スクリーンを見ながら行うゲームのやりすぎは、子どもたちの健康にとって好ましくありません。また精神的にも負担をかけることが考えられます。時間を決めるなどして、ゲームを正しく使いこなしていきたいものです。

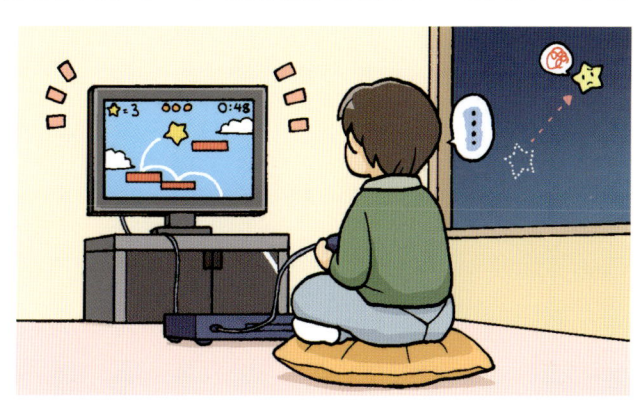

4 精神的サポート・受診

> **Point**
> 1 子どもの肥満やメタボリックシンドロームの解消には、家族で取り組むことが重要。
> 2 一生の健康のためには、子どものうちから正しい生活習慣を身につけることが大切。

家族みんなで取り組もう

　子どもの肥満やメタボリックシンドローム解消への取り組みには、家族の理解や協力がぜひ必要です。肥満になる原因から言えば、家族はそれに深く関係しています。遺伝的に共通のものを持っていることはもちろんですが、食事などの生活習慣も家族の中で似ています。肥満の子どもの家庭では、家族も太っていることが少なくありません。子どもだけではなく、家族全体での取り組みが必要であり、かつ有効であると言えます。

　運動への取り組み方や余暇の過ごし方なども、ぜひ家族で考えたいものです。ウオーキングなども、家族で時間を決めてやると続きやすく、楽しく行うことができます。休日には、運動の要素の入ったハイキングやスポーツなどを家族で計画することで、心と体の健康を増進することができます。

　食事療法も家族全体で取り組みましょう。現代の食事は、脂肪や砂糖が多くなりがちです。こうした食事内容の改善は、子どもの肥満にとっても重要ですが、大人の健康にも効果的です。

　さらに、ゲームやテレビの時間のコントロール、そして家族全体で夜型の生活になりすぎないように注意すること

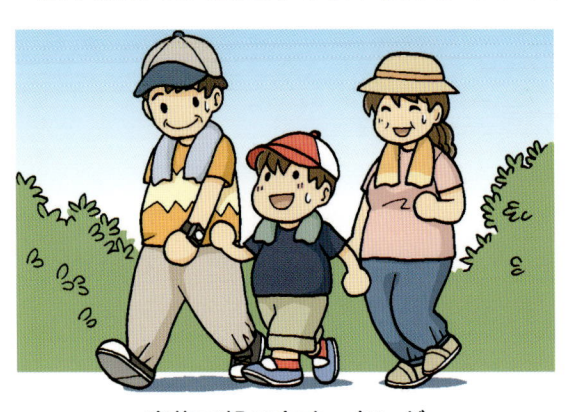

家族で朝のウオーキング

も、子どもの健康に重要であることを再確認しながら、家族で取り組むべきでしょう。

子どものうちに正しい生活習慣を身につけよう

　規則正しい生活習慣を身につけるためには、子どもの時期は大変に重要です。大人でもメタボリックシンドロームが注目されていますが、その予防のためには、子どもの時期から望ましい生活習慣を身につけることが重要になります。大人になって、糖尿病や高血圧が生じたり動脈硬化が進行したりしてから生活習慣に注意しても、効果はあまり期待できません。スポーツは大人が急に始めてもうまくなりません。また、子ども時代に不健康な食事習慣を身につけると、修正するのはなかなか大変です。

　正しい生活習慣は子どもの時期にスタートします。

メタボリックシンドロームになりにくい生活習慣

- 体を動かす習慣
- 1日3食を規則正しく食べる
- 早寝・早起き
- メディア接触の時間を決める

肥満外来

　子どもの肥満やメタボリックシンドロームが注目されるにつれて、専門的な医療機関の体制も整備されてきました。大きな病院や大学病院の小児科では、肥満についての専門外来を設けているところがあります。内分泌外来、代謝外来などの名称であっても、肥満についての診療を行っていることがあります。不明な場合は、校医やかかりつけの医師に、どの病院がよいか相談するとよいでしょう。

　各自が自分の健康についてしっかり考えること、それが正しい生活習慣を身につけるためには必須であると言えます。

<付録>

肥満度判定曲線 ＝ 身長と体重のバランスから、肥満ややせの状態を判定するもの

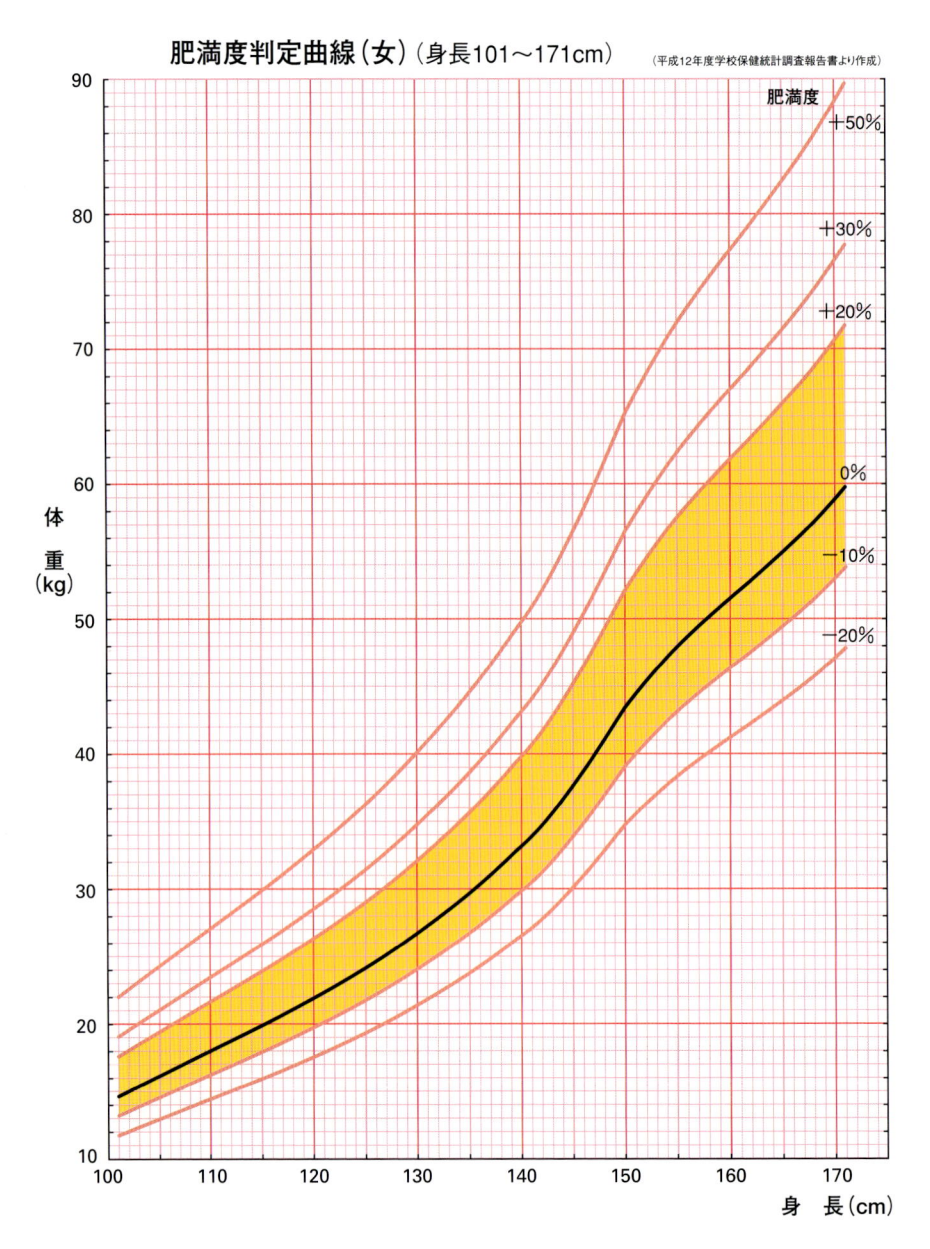

肥満度判定曲線（女）（身長101～171cm）

（平成12年度学校保健統計調査報告書より作成）

50%以上	高度肥満 （太りすぎ）	20～29.9%	軽度肥満 （太り気味）	－19.9～ －10%	やせ
30～49.9%	中等度肥満 （やや太りすぎ）	－9.9～ 19.9%	標準（ふつう）	－20%以下	高度やせ （やせすぎ）

作図者：
日本赤十字北海道看護大学・伊藤善也教授、旭川医科大学・藤枝憲二教授、同・奥野晃正名誉教授

肥満度判定曲線（男）（身長101～184cm）

（平成12年度学校保健統計調査報告書より作成）

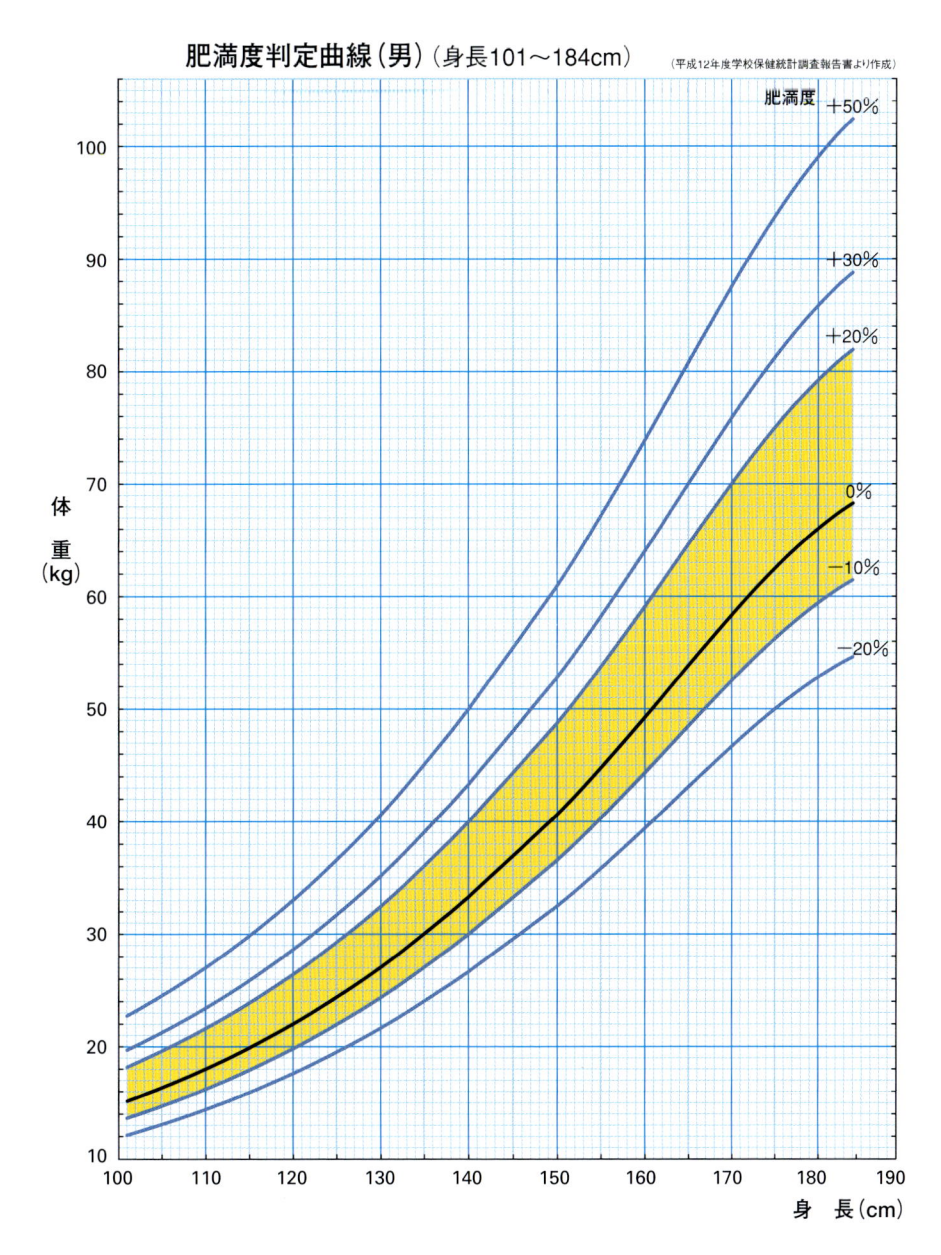

50％以上	高度肥満（太りすぎ）	20～29.9％	軽度肥満（太り気味）	－19.9～－10％	やせ
30～49.9％	中等度肥満（やや太りすぎ）	－9.9～19.9％	標準（ふつう）	－20％以下	高度やせ（やせすぎ）

作図者：
日本赤十字北海道看護大学・伊藤善也教授、旭川医科大学・藤枝憲二教授、同・奥野晃正名誉教授

さくいん

A～Z
BMI 13
HDLコレステロール（善玉コレステロール） 10,13,19,20
LDLコレステロール（悪玉コレステロール） 10,19,20

あ
アディポカイン（アディポサイトカイン） 17,24
アディポシティリバウンド 13
アディポネクチン 17
遺伝（子） 6,7,8,19,24,26,56
インスリン 9,13,23,24,26
インスリン抵抗性 9,23
運動 6,7,8,10,16,19,22,24,25,33,34,37,38,40,41,42,43,44,45,46,47,48,51,52,53,55,56
栄養素 21,26,28,29,30,31,36,37,50
エネルギー 7,8,14,16,17,18,23,28,29,31,32,33,34,35,37,38,43,44,45,47,50,52,53,55
塩分 21,22,31,36
大食い 32,33,35

か
拡張期血圧（最低血圧） 13,21
間食 11,33,34,52,53,55
肝臓 9,10,20,23,25,28,44
基礎代謝量 43,45
拒食症 14,52
筋肉を鍛える運動（レジスタンス運動） 43,45
ゲーム 8,10,11,46,51,53,54,55,56
ゲーム的な運動 43,45

血糖値 9,13,23,24,26
高血圧 9,12,17,21,22,25,36,57
孤食 33,34,35
コレステロール 10,18,19,20,22

さ
脂質 31,36
脂質異常（症） 10,25
思春期やせ症 14
脂肪肝 9,25,36
脂肪細胞 7,17,38
収縮期血圧（最高血圧） 13,21
食事 6,8,11,14,19,22,23,24,25,30,31,32,33,34,35,36,37,38,40,41,42,46,47,51,52,53,55,56
食事摂取基準 28,29,31
食事バランスガイド 30
心筋梗塞 9,12,19,26
神経性食欲不振症 14,52
睡眠 25,35,50,51,52,54
睡眠時無呼吸症候群 9,10
ストレス 6,8,11,21,22,32,42,55
生活習慣 6,7,8,19,22,24,25,32,35,50,56,57
生活習慣病 8,9,26,34

た
体質 6,7,19
中性脂肪 10,13,18,19
朝食抜き（朝食欠食） 32,33,52,53
テレビ 8,10,11,46,51,53,54,55,56
糖質（糖分） 31,34,36
糖尿病 9,17,21,22,23,24,26,36,57
－2型糖尿病 9,12,23,24,25
動脈硬化 9,12,17,18,19,22,26,31,57

さくいん

な
内臓脂肪　12,16,17,18,23,24,28
ながら食べ　33,54
脳梗塞　12,19

は
早食い　32,33,34,35
皮下脂肪　16,18,28
引きこもり　10,25
肥満　6,7,8,9,10,11,12,13,14,17,18,21,22,23,24,25,26,29,32,34,35,36,40,41,42,43,44,45,47,48,50,51,53,54,55,56,57
肥満症　9,25,42
病気　7,52
腹囲　12,13,24
腹部肥満　12
不登校　10,25
偏食　25,36

ホルモン　7,9,14,18,23,38,50,51

ま
無酸素運動　44
メタボリックシンドローム　12,13,18,22,23,24,25,26,29,32,34,40,41,43,44,53,56,57
メディア　54,55,57

や
夜食　35,53,55
やせ　14
有酸素運動　43,44,45,47,48,52

ら
リバウンド　38,46
劣等感　9,10,11,42
レプチン　7,17,38

参考文献

・日本肥満学会（編）『小児の肥満症マニュアル』医歯薬出版、東京、2004
・大関武彦、藤枝憲二（編）『小児のメタボリックシンドローム』診断と治療社、東京、2008
・大関武彦、五十嵐 隆（編）『小児メタボリックシンドローム』（小児科臨床ピクシス、No.6）中山書店、東京、2009

あとがき

　『小児のメタボリックシンドローム』を読んだ感想はどうでしょうか。最新の知識を盛り込みましたが、わかりやすくまとめましたので、理解を深めていただけたのではないでしょうか。すでにメタボリックシンドローム気味の人にとっては解決の糸口が見つかりましたか。改善への期待を持って取り組むことがよい結果につながると思います。

　まだメタボではない人にとってはどうでしょうか。そのような人が大半であると思いますが、メタボの基本は予防です。現代の日本の成人男性では半数近くにメタボリックシンドロームの危険があります。つまり、大人になるころにメタボになる可能性が、男子では高いということになります。メタボについて知っておくことは、子どものときだけではなく、大人になったときの健康にもつながっていくのです。

　肥満、そしてメタボリックシンドロームは、現代社会の抱えた大きな問題です。多くの国々ではその対策に大きな力を注いでいますが、簡単に解決するわけではありません。それは薬を飲めば治るものではなく、時間をかけて正しい生活習慣をつくり上げることに解決の糸口があるからです。繰り返し述べてきたように、生活習慣は子どものころからの積み上げでつくられていきます。

　日本の子どもたちが、正しい生活習慣を身につけることでメタボリックシンドロームを予防し、世界に先がけて、より健康な社会をつくり上げていってくれることを願っています。

著者紹介

大 関 武 彦（おおぜき たけひこ）

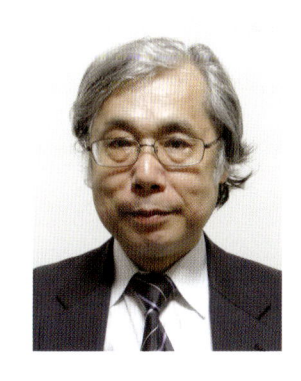

1971年	東京大学医学部医学科卒業、東京大学医学部附属病院小児科
1973年	国立小児病院内分泌代謝科レジデント
1975年	東京大学助手・医学部附属病院小児科
1982年	鳥取大学講師ついで助教授・医学部小児科学
1990年	文部省長期在外研究員 スイス・チューリッヒ大学医学部附属チューリッヒ小児病院
1997年	浜松医科大学教授・医学部小児科学
2011年	共立女子短期大学教授・看護学科

専門分野：小児科学、内分泌代謝学

編著書：『今日の小児治療指針』第12、13、14版（医学書院）2000、2003、2006
　　　　　『小児科学』第2、3版（医学書院）2003、2008
　　　　　『小児の肥満症マニュアル』（医歯薬出版）2004
　　　　　『小児のメタボリックシンドローム』（診断と治療社）2008
　　　　　『小児メタボリックシンドローム』小児科臨床ピクシス（中山書店）2009

役職：日本小児科学会：総会議長（2008-2012）、代議員
　　　　日本内分泌学会：代議員、東海支部副支部長
　　　　日本ステロイドホルモン学会：評議員、理事長（2008-2011）、第13回学術集会会長（2005年）
　　　　日本小児内分泌学会：評議員、理事、第40回学術集会会長（2006年）
　　　　日本肥満学会：評議員、理事、第30回学術集会会長（2009年）
　　　　日本思春期学会：評議員、常務理事、第30回学術集会会長（2009年）
　　　　米国内分泌学会、米国糖尿病学会、欧州小児内分泌学会：会員
　　　　厚生労働省：循環器疾患等生活習慣病対策総合研究、小児期メタボリック症候群の概念・病態・診断基準の確立及び効果的介入に関するコホート研究（主任研究者）（2005-2007年度）、小児期のメタボリックシンドロームに対する効果的な介入方法に関する研究（主任研究者）（2008-2010年度）

小児のメタボリックシンドローム

2011年7月1日 初版第1刷 発行
著　　者　　大関 武彦
発 行 人　　松本 恒
発 行 所　　株式会社　少年写真新聞社
〒102-8232　東京都千代田区九段北1-9-12
TEL 03-3264-2624　FAX 03-5276-7785
URL http://www.schoolpress.co.jp/
印 刷 所　　図書印刷株式会社
©Takehiko Ohzeki 2011 Printed in Japan
ISBN978-4-87981-385-5　C0037
NDC493

スタッフ　編集：少年写真新聞社書籍編集課　DTP：金子 恵美　校正：石井 理抄子　イラスト：井元 ひろい　／編集長：野本 雅央

定価はカバーに表示してあります。本書を無断で複写・複製・転載・デジタルデータ化することを禁じます。
落丁・乱丁本は、お取り替えいたします。